KB103877

평생 써먹는
기적의 운동
20

침대에 누워 무병장수를 꿈꾸는
게으른 당신을 위한 최소한의 운동법

평생 써먹는
기적의 운동
20

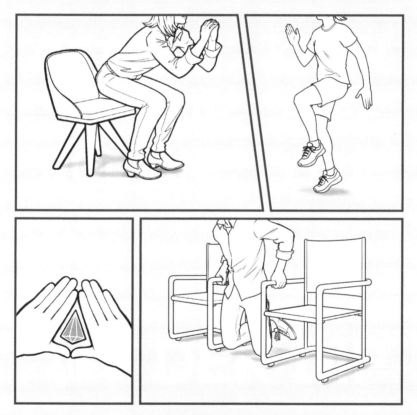

카르스텐 레쿠타트 지음

이은미 옮김

FIKA
LIFE

친애하는 게으름뱅이들, 안녕하세요? 이 책이 당신 손에 들려 있어 참 기뻐요. 적어도 당신이 그렇게 게으른 건 아니라는 뜻이니까요. 자, 게으른 사람이 두 명이군요. 당신과 나. 둘로도 충분해요. 이제 작업을 시작해볼 수 있겠어요.

우선 제 소개부터 할게요. 저는 카르스텐 레쿠타트Carsten Lekutat입니다. 의사이자 이 책을 쓴 작가이기도 해요. 그렇다면 당신은 누구죠? 흠, 저는 당신에 대해 이미 조금은 알고 있는 듯해요. 자, 인정하세요. TV에 종종 나왔던 인물이 '게으르면서 건강할 수 있다'고 말하니 정말인가 싶어 이 책을 한번 읽어보고 싶었던 거죠? 아마 이 책이 흥미로웠을 거예요.

그리고 이제는 의구심도 생길 거예요. '내 지갑에서 돈이나 끄집어내려는 뻔한 마케팅 수법 아니야?'라고요. 몇 장 넘겨본다 한들 예전부터 여기저기서 읽고 들어봤던 흔하디 흔한 말들이 표현만 조금 달리해서 쓰여 있는 건 아닌가 싶을 거예요. 예를 들면 이런 거죠. "엘리베이터 말고 계단을 이용하세요." "하루에 한 번은 제대로 크게 숨을 쉬어보세요. 우리 폐에 정말 좋아요." 장담컨대 달콤한 말로 당신의 귀를 살살 녹이는 건강법 이야기는 절대 아니에요. 제가 약속드리죠.

"당신 그대로의 모습을 유지하세요. 중요한 건 자기 자신에게 솔직해지는 겁니다!" 뭐, 이런 종류의 '진실들'은 1990년대 토크쇼에서나 흔히 접했던 말들이에요. 한 가지는 맞지 않는 진실이죠. 과체중이면 건강하지 않아요. 설령 그러한 모습으로 행복해하고 싶을지언정 건강한 건 아니에요.

이 책이 전하는 게으른 사람들을 위한 건강법은 모든 게 지금 모습 그대로 머물러야 한다는 걸 의미하지 않아요. 그렇다면 책이 필요 없죠. 이러한 당신의 생각을 인정받고 싶으면 인스타그램이나 유튜브의 고양이들 영상이나 보세요. 그러면 기분은 좋아질 거예요. 하지만 진정으로 우리를 건강하게 해주지는 못하죠. 게으른 사람들을 위한 건강법은 우리 몸에서 긍정적인 변화들을 이끌어내주되 정말로 꼭 필요한 것 이상으로는 애쓰지 않아도 되는 방법을 의미해요.

우리 모두 할 일이 진짜 많아요. 그런데 시간은 별로 없죠. 뭐든 최적이어야 한다는 강박 속에서 우리는 그동안 이러한 사실을 간과한 채 살아왔어요. 요즘엔 뭐든지 할 수 있다는 사실에 엄청나게 기뻐하며 우리 마음을 그냥 확 다 빼앗겨버렸죠. 그런데 이 같은 자기 최적화가 뜻하는 사실이 또 하나 있음을 쉽게 망각하고 말아요. 바로, 엄청난 스트레스! SNS 인플루언서처럼 보이고 싶지만, 현실에서는 포토샵이나 인스타그램 필터 없이 회사에 가야만 하죠. 그러면 실망할 수밖에 없어요. 저녁에 공원이나 한 바퀴 돌려고 나가보면, 나는 이마에 흐르는 구슬땀을 닦아가며 헉헉거리는데 다른 사람은 어렵지 않게 나를 앞질러 나가요. 그런 모습을 보면 좌절감이 들죠. 나는 1시간째 연못 주위만 돌고 있는데, 남들은 이제 겨우 1km밖에 안 달렸다는 듯이 전혀 개의치 않고 말이에요.

남과 자신을 비교하는 사람은 분명 집니다. 요즘 우리는 타인뿐만 아니라 가상의 인물과도 자신을 비교해요. 그리고 최악은 자기 자신과 비교하는 겁니다. 예전의 나와, 혹은 이랬으면 싶은 내 모습과….

최적화는 좋지만, 그것에 대한 강박은 좋지 않아요. 모든 걸 무조건 제대로 해 나가야 한다? 삶이 의미하는 건 그런 게 아니에요. 그 반대죠. 실수를 범하고 그 안에서 무언가를 배워 나가는 게 바로 삶이에요.

무조건 직진? 삶은 안 그래요. 흥미로워 보일 땐 옆으로 난 샛길로도 가보는 게 삶이에요. 우리 삶의 목표가 건강한 송장으로 공동묘지에 묻히는 게 아니잖아요. 전력을 다해, 자기 주도적이고 능동적으로 살아가는 게 우리 삶의 목표죠.

능동적이고 힘 있게 살아가려면 우리에겐 이게 필요해요. 바로 '건강'. 희소식 하나 전해드리죠. 건강은 우리 손에 이미 대부분 쥐어져 있어요. 게다가 우리가 생각하는 것만큼 그렇게 엄청나게 많은 걸 할 필요도 전혀 없어요. 많이 하는 게 중요한 게 아니에요. 핵심은 정확하게 옳은 걸 행하는 겁니다. 적당량으로요. 크게, 멀리, 높이가 아니라 올바르게, 목표지향적으로, 개별적으로 행하는 게 중요해요.

자, 헬스장에서 주야장천 해대던 빡센 운동들은 이제 안녕! 많은 돈을 들여가며 며칠씩 했던 요가, 필라테스도 이제 안녕! 오늘부터는 목표를 가지고 현명하게 행동해봐요. 우리 게으름뱅이들은 알고 있잖아요. 우리는 계속 게을러지고 싶어요. 그리고 멋진 건 이거죠. 그렇게 해도 된다는 사실!

건강, 그러니까 긴장과 이완의 적절한 조화로움에 가장 많은 영향을 미칠 수 있는 요인들을 우리 함께 알아봐요. 몸의 균형을 살짝만 깨뜨려서 우리 몸이 스스로 조화를 찾아가도록, 저만의 안정감을 찾아가게끔 그냥 놔둬보자고요. 우리 모두 함께 게을러진 다음 정말로 꼭 필요한 행동만 취해봐요.

그 전에 몇 가지 주의사항을 잠깐 알려드릴까 해요. 우선 의학은 유동 학문이라 계속해서 변해요. 제가 진짜 엄청나게 많이 자세하게 조사를 했더라도 이 책이 인쇄된 다음 날 죄다 달라져 있을 수도 있어요. 게다가 이 세상엔 저보다 훨씬 더 똑똑한 사람들이 넘쳐나요. 그들의 생각이 저와 다를 때도 있고요. 그렇기에 부탁 하나 드릴게요. 저로부터 영감은 받되 모든 걸 믿지는 마세요. 저도 그렇게는 안 해요. 우리가 생각하는 모든 걸 믿어서는 안 되는 법이잖아요.

만약 당신이 특정 질병을 가지고 있다면, 이 책에 나오는 방법들을 실행하기에 앞서 우선 당신의 주치의와 상의하길 바라요. 당신에 관해, 그리고 당신에게 꼭 필요한 것에 관해서는 저보다 당신의 주치의가 더 잘 알고 있으니까요. 이 책에 나오는 방법들이 숨을 제대로 못 쉬게 한다면, 우선 전문의 상담을 받으시길 바라요. 의사가 집필한 책이긴 해도 전문의의 개별 상담이나 진료를 대체할 수는 없거든요.

자, 제 인사말은 이제 거의 다 끝났어요. 생각이 모여 말이 되고, 말이 모여 행동이 됩니다. 생각과 말은 우리의 뇌와 성격을 형성하죠. 그렇기에 제가 이 책에서 남성 언어를 주로 사용하고 있음을 양해해주세요. 그렇지 않으면 어떤 구절은 이해하기 힘들 수도 있어요. 물론 저는 다른 성별들에도 모두 주의를 기울이고 있어요. 모두가 똑같이 그렇게 느꼈으면 좋겠어요. 남자든 여자든, 아이든 어른이든, 어떤 성격을 가졌든 우리 게으름뱅이들은 어디에나 있잖아요. 이 세상 여기저기 다. 그렇죠?

자, 이제 게으른 사람들을 위한 건강법에 관해 진짜로 알아볼까요?

▌차례▐

머리말 … 4

1부

몸

❶ 마라톤은 알아본다, 게으른 인간을 … 16

이상한 통증 … 16

한계가 일찍 찾아온 이유 … 19

적정량으로 몸을 움직이기 … 24

❷ 내가 다룰 줄 아는 유일한 동물, 랫 핑크 … 26

게으름뱅이들과의 상담시간 … 26

세상에서 가장 먼 구간은 머리와 배 사이 … 28

내면의 랫 핑크도 가끔은 동물병원에 가봐야 한다 … 30

내 건강의 힌트는 바로 부모님 … 32

삶의 능력들을 하나둘 잃어버리지 않도록 … 36

❸ 하지 않는 것! 이것 말고 좋은 건 없다 … 42

세계 최고의 기생충이 된 순간 … 42

달려서 출근하는 사람 … 43

베를린 거리에 미친 놈이 한 명 더 … 46

나에게 맞는 적정량이란 … 50

❹ 모두가 다른 이유, 또 그게 좋은 이유 … 52

저마다 삶을 위한 결정이 다르다 … 53

건강을 넘어 성공도 결정짓는 것 … 56

5 **해커가 컴퓨터에만 있는 건 아니다** … 61

자연에 반하는 일 … 61

게으름뱅이를 위한 4초 바이오해킹 … 66

운동과 신체 활동에 관한 WHO의 권장 사항 … 68

조깅이 넷플릭스 시청보다 8배 더 힘들다 … 69

두 배로 힘들면 두 배로 건강할까? … 73

고강도 운동이 게으름뱅이에게는 딱이다 … 74

6 **좀 더 건강하게 살아갈 방법** … 77

내 혈당 수치를 높인 뜻밖의 범인 … 78

우리에겐 보다 다양한 활동이 필요하다 … 80

엄청난 게으름뱅이라면 프리스타일로! … 82

반쪽짜리 진실로 만족하지 말자 … 83

7 **게으름뱅이를 위한 프리스타일 운동** … 84

거리가 정말로 중요할까? … 85

일상생활 속 프리스타일 운동 … 90

월 푸시업 | 다이아몬드 푸시업 | 월싯 | 월 사이드 플랭크 | 의자 스쿼트 |
의자 크런치 | 의자 삼두근 딥 | 전문가 버전의 딥 | 의자 플랭크

8 **몸 근육이 건강에 중요한 진짜 이유** … 108

움직이고만 있는가, 운동하고 있는가 … 109

목표가 정해진 운동이 더 가치 있다 … 111

동기만큼이나 다양한 근력운동 … 112

천천히 없어져가는 근육들을 지키자 … 115

힘 없는 건강은 있을 수 없어! … 122

근육은 종종 우리를 속인다 … 124

운동의 역효과를 피하는 방법 … 126

9 땀 흘림은 진정 의미 있는 일! … 130

최대산소섭취량은 게으름뱅이에게도 중요하다 … 132

심장을 마구 날뛰게 하자 … 134

가끔은 한계점에서 운동해보자 … 139

최대산소섭취량 훈련으로 좀 더 오래 살기 … 140

10 늘 순환 반복! 게으름뱅이의 부스터 운동 … 142

생생한 삶을 위해 온몸을 자극하자 … 144

HIIT와 HICT로 건강해지기 … 147

게으름뱅이들을 땀 흘리게 하는 최상의 운동 … 152

점핑 잭 | 월싯 | 푸시업 | 크런치 | 의자 스텝업 | 스쿼트 | 의자 삼두근 딥 |
플랭크 | 무릎 높여 달리기 | 런지 | 사이드 푸시업 | 사이드 플랭크

11 땀은 충분히 흘렸다! 이제부터는 쿨다운 … 181

2부

정신

1 우리는 왜 우리의 생각을 견뎌내지 못할까? … 186

베를린 장벽이 붕괴된 순간을 놓치다 … 186

우리의 정신이 고통받을 때 … 188

엉망진창이었던 나의 첫 명상 … 190

수도원에서 돌아온 후의 변화 … 193

우리를 불행하게 하는 우리의 생각들 … 196

2 생각들이 날아다니는 디폴트 모드 네트워크 … 198

하루의 절반은 생각들을 내버려두는 우리 … 199

평온하다고 생각해도 사실은 그렇지 않다 … 201

스마트폰이 행복하게 해준다고? … 203

3 근육과 마찬가지로 뇌 역시 단련해야 한다 … 205

명상, 그리고 디폴트 모드 네트워크 … 206

근육도 단련이 가능한데, 뇌라고 안 되겠어? … 208

4 긴장 이완은 연습하면 된다 … 211

5 긴장이 긴장 이완에 도움이 된다? … 215

몸을 통해 정신에 영향을 미치기 … 215

게으름뱅이들의 점진적 근육 이완법 … 218

프리스타일과 부스터, 다시 주어진 선택권 … 219

6 청소가 건강에 좋을 수 있다 … 221

마음챙김을 이해하기 … 222

지금이란 언제지? … 226

청소하면서 마음챙김 실천하기 … 227

7 건포도와 자기만족, 그리고 건강 … 231

건포도 속 우주 … 232

각자의 경험에 따라 달라지는 마음챙김 … 235

8 마음챙김을 잊지 않는 요령 … 240

9 앉아서 건강해지는 방법 … 243

목적 없이 방황하는 것이 좋다 … 244

앉아서 명상하기 … 247

10 그냥 그런 것처럼 행동해야 한다 … 254

주 … 258

참고문헌 … 260

1부

몸

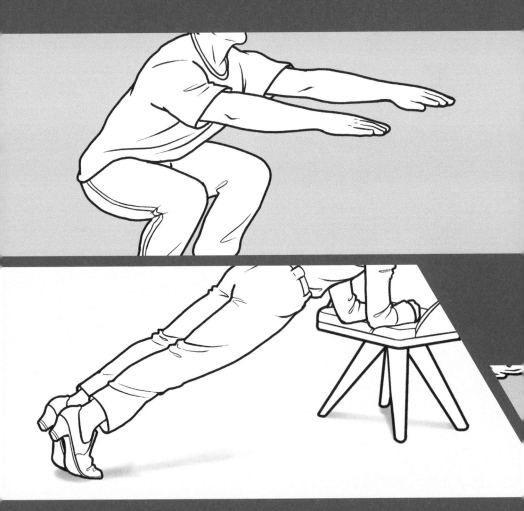

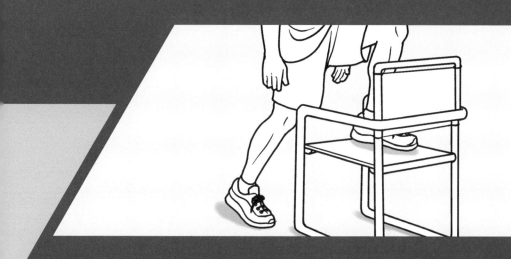

목표가 분명한 운동들을 조금만 실천해도 우리는 건강해진다.
고혈압, 당뇨, 과체중, 통풍, 요통 등을 이겨낼 뿐만 아니라
심근경색, 뇌졸중, 감염질환 등에 걸릴 위험도 낮출 수 있다. 심지어 수명까지 길어진다.
이뿐인가. 예전보다 덜 피곤하고 능률은 더 높아졌다는 사실도 깨닫게 될 것이다.
다른 사람들은 당신에게 이렇게 물어볼 것이다. "요즘 왜 이렇게 건강해 보여?"
그러면 이렇게 대답하자. "게으름뱅이를 위한 기적의 운동법을 알거든!"

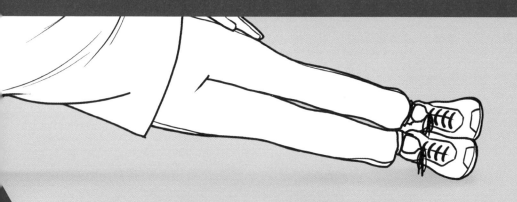

① 마라톤은 알아본다,
게으른 인간을

이상한
통증

오른쪽 허벅지에 슬슬 통증이 올라오기 시작했다. 지난 몇 년 동안 이런 통증을 느껴본 적이 없었다. 처음엔 그냥 무시했다. 몇 번 달려본 사람들은 달릴 때 이런저런 통증들이 올라오는 데 익숙하다. 나는 길가에 잠시 멈춰 서서 운동화 끈을 묶는 척했다. 약한 모습을 보이기는 싫었다. 하지만 다른 사람들은 나를 전혀 신경 쓰지 않았다. 이제 막 15km를 뛰었고, 아직 27km나 남아 있었다. 이번이 두 번째로 참가한 마라톤이었는데, 나는 인정해야 했다. 기분이 짱이었다.

운동화 끈을 묶는 동안 마라톤이나 헬스 관련 서적들에 나오는 동기 유발 구절들을 몽땅 떠올려봤다. 예를 들어, "고통은 사라지고 성공은 남는다" 또는 "땀은 우리 몸에서 떨어져 나가는 허약함이다"

같은 것 말이다. 하지만 오늘은 이런 빈껍데기 말들이 내게 아무런 도움이 되지 못했다.

　　달리기는 이미 오래전부터 시작한 운동이었다. 20대 중반이었던 것 같다. 베를린 샤리테 대학병원에서 인턴으로 근무할 때, 다른 환자들의 건강뿐만 아니라 내 건강을 위해서도 뭔가를 해야겠다고 결심했다. 그때 시작한 게 달리기였다. 달리기는 돈이 안 드는 운동이다. 좋은 운동화 한 켤레 말고는 필요한 게 없다. 게다가 다른 사람들과 약속을 해야 하거나 일정을 맞출 필요 없이 혼자서도 할 수 있는 운동이다. 그렇지 않다면 그 당시 내 스케줄에서는 거의 불가능했을 것이다.

　　기억난다. 그때도 달리기는 힘들었다. 내 몸뚱이에 붙은 두 다리를 움직여 활기차게 앞으로 걸어 나가는 일이 그렇게나 힘든 일일 줄이야! 몇 달이 채 지나지 않아 나는 일상생활 속에 파묻혔고, 달리기는 점차 뒷전으로 밀려났다. 레지던트였던 나는 대학병원에서 개인병원으로 이직했다. 그리고 살은 점점 더 쪄갔다. 뚱뚱해지면 뚱뚱해질수록 달리기는 점점 더 싫어졌다. 다른 운동에도 관심이 전혀 가지 않았다. 테니스도 조금 쳐보고 수영장에서 조금 첨벙첨벙도 해봤다. 뭐, 이런 걸 운동이라 말하기도 좀 그렇다. 몇 년 뒤, 몸이 23kg이나 더 무거워진 뒤에야 나는 다시 달리기를 시작했다. 처음엔 걷기, 그다음엔 노르딕 워킹Nordic Walking, 그다음엔 가볍게 달리기.

　　달리기가 힘들다고 느낀 건 한두 번이 아니었다. 하지만 지금 뛰고 있는 베를린 마라톤에서는 분명 달랐다. 힘들 뿐만 아니라 아예 녹초가 됐다. 허벅지에 살짝 올라왔던 고통은 점점 더 심해졌고 아픈 부위도 점점 더 넓어졌다. 근육에는 아무런 감각이 느껴지지 않았고, 시간이 좀 흐르자 보통 훈련 때보다 숨이 더 거칠어지는 게 느껴질 정도였다. '왜 이러지? 작년 마라톤 때랑 왜 이리 다른 거야?' 작년에는 제법 쉽게 완주해냈다. 42km가 긴 거리이긴 하지만, 천천히 달리면 '야심 가득한' 평범한 게으름뱅이도 훈련을 통해 충분히 해낼 거리였다.

그렇기에 나는 계속 달렸다. 힘이 점점 더 빠지는데도 그냥 무시해버렸다. 하프 마라톤 거리쯤 왔을 때 처음으로 그만 뛰어야겠다는 생각을 했다. 그런데 베를린 마라톤에서는 코스 곳곳에 수천 명의 응원꾼이 있었다. 그들은 뻔뻔스럽게 거짓말을 날려댔다. "카르스텐, 좋아 보여요! 계속해요!" 그들이 내게 외치는 소리가 들렸다. 내가 TV에 나오는 그 의사란 걸 그들이 알아챈 건 아니라고 생각하고 싶었다. 내가 그렇게 유명인사도 아니다. 하지만 다른 참가자들처럼 내 등에 붙은 번호표에도 내 이름이 대문자로 대문짝만 하게 적혀 있었다. 눈에 확 들어왔다. 내 모습이 그렇게 좋아 보이지 않는다는 거, 나도 잘 알고 있었다. 그런데도 나는 그들의 거짓말을 믿고 싶었다.

한계가 일찍
찾아온 이유

이제 포기하냐고? 아니, 그건 꿈에서조차 생각해보지 않았다. 다음 간식 보급처에서 바나나 한 접시를 먹고 단맛이 나는 차도 여러 잔 마셨다. 당! 나는 당이 필요했다! 당은 에너지이고, 내겐 이게 부족했다. 손목에 찬 스마트워치가 너무 천천히 달리고 있다고 알려줬다. 하지만 나는 이렇게 생각했다. '상관없어. 중요한 건 전진이야!'

거리가 너무 안 줄어들었다. 다음 간식 보급처까지 한참이 걸렸다. 바나나 한입, 차 한 모금. 그런데 어찌 된 일인지 내 근육에도, 내 뇌에도 당이 안 채워졌다. 뭔 일이지? 마라톤 선수가 부딪히는 이른바 '한계hitting the wall'는 대략 30km 이후에 나타난다. 나는 고작 15km밖에 안 달렸는데 그 난관에 벌써 봉착했다. 이 '한계'는 탄수화물 연소에서 지방 연소로 바뀌는 신진대사 전환 과정으로 체감이 가능하다. 부하 상태가 길어지면 몸에 저장되어 있던 탄수화물은 언젠가는 바닥나버린다. 그러면 몸은 다른 곳에서 어떻게든 에너지를 얻어내야 한다. 이때 거의 무한대에 가까운 지방 저장고가 털리는 것이다. 그렇지만 장거리 달리기 선수는 이를 슬럼프로 여긴다. 왜냐하면 지방에 의한 신진대사와 탄수화물에 의한 신진대사는 다르게 작용하기 때문이다. 이러한 과정은 대개 30km 정도 장거리를 달린 다음에나 일어나는데, 몸에 있던 모든 에너지를 한순간에 다 써버린 듯한 기분이 든다. 하지만 마라톤 훈련을 잘 받은 사람이라면 이 느낌이 어떻게 올라오는지 잘 알고, 이러한 한계를 예상까지 하게 된다. 그렇기에 그냥 계속 달리는 것이다.

나도 한계를 고려했지만, 30km를 달린 이후쯤으로 예상했었다. 그런데 오늘은 15km밖에 안 달렸는데 벌써 그 느낌이 올라왔다. 게다가 차와 바나나로 탄수화물을 채웠어도 별 소용이 없는 듯했다. 나를 너무 과대평가한 걸까?

양이 독성을 결정한다The dose makes the poison. 운동할 때나 몸을 움직일 때도 마찬가지다. 반평생 소파에서 주야장천 시간을 보낸 사람들은 활동적으로 산 사람들보다 일찍 죽는다. 그냥 일어나서 몇 발자국 걷는 행동이 우리의 건강, 행복, 기대 수명에 엄청난 영향을 미친다. 운동 및 몸의 움직임을 시뮬레이션해볼 수 있는 알약이 있다면, 서구 사회의 많은 문제가 한 번에 해결될지도 모른다. 몸을 적당하게만 움직여도 일상생활 속 비일비재한 질병들이 대개 호전되거나 심지어 낫기까지 한다. 당뇨병이나 심혈관계 질환들만 이야기하는 게 아니다. 적당한 신체 활동은 관절통, 골다공증, 수많은 종류의 암, 우울증, 면역질환, 심지어 피부병에도 영향을 줄 수 있다.

적정량! 마라톤은 내게 너무 과한 운동이었을까? 좋은 걸 한 번에 너무 많이 다 하려고 했던 걸까? 그런데 작년에는 괜찮았는데, 올해는 왜 달라진 거지? 내 발걸음은 점점 더 무거워졌고, 응원꾼들의 외침과는 명백하게 반대되는 모습이었다. "그래요, 카르스텐! 조금만 더 하면 돼요! 계속해요!" 달콤한 거짓말도 결국엔 거짓말이다. 아직도 10km나 남았고 생전 처음 죽을 것만 같았다. 이 상황에서 유일한 이성적 결정은 그만두는 것이었다. 하지만 내 뇌는 이성적으로 판단할 수 있는 사람에게서 기대할 만한 상태가 더는 못 됐다. 내 뇌에는 생각들을 명확하게 정리하는 데 필요한 에너지 역시 충분하게 도달하지 못했다. 그렇기에 며칠 동안 태양광 전지에 태양열을 충전하지 못하고 기름칠도 제대로 안 된 로봇처럼 나는 그렇게 계속 뛰었다.

메트포민Metformin(성인 당뇨병 치료제로, 특히 과체중 환자의 복용제 – 옮긴이). 이 단어가 머릿속에서 불현듯 스쳐 지나갔다. 당뇨병 치료제, 메트포민. 그런데 이 약이 당뇨병에만 효과가 있는 건 아닌 듯하다. 최근 다수의 학술 연구에 따르면, 메트포민으로 우리의 수명을 연장할 수 있다. 적어도 사람이 생쥐라면 그렇다. 생쥐 밥에 (당뇨가 없는 때에도) 이 당뇨병 치료제를 첨가했더니 생쥐들은 수명이 길어졌고 전반적으로 더 건강해졌다. 사람들에게도 이와 비슷한 아주 희망적인 모습들이 나타났다. 메트포민을 복용한 당뇨병 환자들보다 복용하지 않은 환자들에게서 악성 종양이 더 자주 발병했다.

입안에서 녹이기만 하면 된다. 당뇨병과 같은 만성질환을 앓는 사람이 질병을 치료하게 되면 건강한 사람에 비해 얻게 되는 이점이 하나 있다. 약을 먹으면 당뇨 질환이 없는 사람들 수준까지 위험도가 감소할 뿐만 아니라 건강한 비교 집단보다 더 건강해지기까지 한다. 그리고 이는 이 약의 개발과 전혀 상관이 없었던 질환과도 관련이 있다. 바로, 암!

메트포민을 복용하면 연구용 생쥐처럼 오래 살 수 있으려나? 딱 이렇게 생각한 사람들이 항노화 전문 의학자들이었다. 그들은 메트포민을 더욱더 상세하게 연구해 나갔다. 제일 처음 연구한 대상은 생쥐, 그다음은 개, 그리고 마지막은 인간. 최종 결론은 아직 안 내려졌다. 하지만 첫 번째 결과는 명확했다. 효과가 있다!

몇 주 전, 자기 자신을 좀 더 좋게 만들어 나가고픈 한 사람으로서 나는 한 가지 결심을 했다. 연구의 최종 결론을 마냥 기다리고 있긴 싫었다. 당뇨병을 앓고 있지는 않았으나 메트포민을 조심스럽게 복용하기 시작했다. 내 몸에 잘 받아들여졌다. 가스가 차지도 않았고, 혈당 신진대사 작용이 엄청나게 달라지지도 않았다. 2kg을 감량했고 나는 아주 만족했다. 마라톤 35km 지점에서 불현듯 그 생각이 났다. 그날 아침, 나는 여느 때와 마찬가지로 메트포민을 먹었다. 인체의 에너지 신진대사에 이 약이 주는 영향은 상당했기에 지금 내게 올라오는 이 기분도 분명히 이 약 때문일 듯했다.

메트포민은 탄수화물이 위장관에서 흡수되는 걸 방해한다. 내가 마신 달콤한 차, 내가 먹은 바나나에는 신진대사 작용이 전혀 일어나지 않았다! 게다가 메트포민은 근육조직의 유산에서 에너지가 준비되는 걸 막아버린다. 다시 말해, 몸에 저장된 에너지를 나는 더는 효과적으로 써먹을 수 없게 됐다. 그렇기에 몇 킬로미터만 달려도 근육이 약해졌던 거고, 그렇기에 숨이 가빠졌던 거고, 그렇기에 죽을 듯한 기분이 올라왔던 거다.

그렇다 한들 목표 지점 바로 앞에서 포기하는 일은 내 사전에 없었다. 달린다기보다는 발을 되레 질질 끌며 앞으로 나아갔다. 브란덴부르크 장벽 방향으로. 소시지들과 곰들이 나를 앞지르며 뛰어갔다. 심지어 머리 위에 파인애플을 얹고 균형을 잡으며 뛰어가는 사람도 나를 앞섰다. 환각이 아니었다. 베를린 마라톤은 파티와 같다. 사람들은 눈에 튀려고 우스꽝스럽거나 말도 안 되는 복장들을 하고 달린다. 그런데 살면서 한 번이라도 핫도그에 추월당한 적이 있다면 그건 러너 경력상 완전히 끝났다는 소리다. 뭐, 나한테는 상관없었다. 내게 중요한 건 내 발로 골인 지점에 도달하는 것뿐이니까.

이날 마라톤 완주에는 6시간 이상 걸렸다. 내가 예상한 건 4시간이었다. 오후 내내, 그리고 저녁에도 소파에 누운 채 나는 어떻게든 에너지를 충전해보려고 애썼다. 차, 주스, 콜라, 초콜릿, 과자, 바나나, 사과. 전혀 도움이 안 됐다. 그날 저녁, 2.5kg이나 쪘다. 오로지 물 때문이란 걸 나도 알고는 있었다. 하지만 기분이 너무 안 좋았다. 숨도 전혀 골라지지 않았다. 아시도시스acidosis! 비정상적인 신진대사 작용으로 몸 안의 산이 과도하게 증가한 상태. 의사로서 나는 내 뺨을 한 대 후려갈기고 싶었다. 멍청이냐! 고성능 약물로 제 몸의 신진대사를 이리저리 다 건드려놓았으면서 어떻게 마라톤을 뛸 생각을 했던 거지?

힘겹게 숨을 들이마시면서 나는 콜라를 들이켰다. 그리고는 소파에 누워 스포츠 경기와 메트포민 간의 연관성을 인터넷으로 검색해보았다. 이와 관련된 사망 사례들이 학술 자료에 엄청나게 많이 소개되어 있었다. 나는 한마디로 운이 좋았다. 그렇지만 이날 중요한 사실 하나가 다시 명백해졌다. 어떤 활동을 하든지 그것이 우리 건강에 100% 유익한 효과를 가져다주고 그 활동 자체가 병을 유발하지 않으려면 우리 몸을 똑똑하게 움직이고 현명하게 운동해야 한다는 사실 말이다!

적정량으로
몸을 움직이기

모든 의학적 치료가 그러하듯 이때에도 중요한 건 적정량이다. 건강에 유익한 이점들이 나타나기 시작하는 최소량이 있다. 들인 시간과 노력 정도를 봤을 때 최대 이득을 뽑아낼 수 있는 적정량이 있다. 그리고 몸의 움직임과 운동이 건강에 이롭기보다는 되레 악영향을 미치는 과용량이 있다. 이 양은 사람마다 다르다. 자신에게 맞는 양을 찾아내는 게 관건이다. 이는 운동 및 각 몸의 움직임이 우리 건강에 미치는 영향, 우리가 정한 목표의 달성 여부, 그리고 이에 대한 지속 여부에도 결정적으로 작용한다.

스포츠 전문의들 가운데 마라톤이 건강에 좋지 않다는 사실을 모르는 사람은 없다. 하지만 마라톤 훈련은 건강에 좋다. 결정적인 건 양이다. 마라톤이나 울트라 마라톤이 정말로 우리 모두에게 필요한 목표일까? 우리 건강에 최대로 좋은 걸 많이 행하고자 철인3종 선수가 되어야만 할까? 매일 요가를 하고 조깅 신발을 신어야만 늙어서도 계속 건강할 수 있는 걸까? 적정량은 얼마일까? 어떻게 해야 한 평생 기쁜 마음으로, 딱 맞는 적정량으로 몸을 움직여야겠다는 생각을 가질 수 있을까? 최대한 적은 시간으로 신진대사 활동을 좋게 하려면 어떠한 활동들을 해야 좋을까? 수많은 현대병에 도움이 되고 심지어 수명까지 늘리려면 어떠한 활동들이 최적인 걸까?

한 가지는 분명하다. 나를 포함한 우리 대부분은 게으르다. 오케이, 어쩌면 진짜로 게으른 건 아닐지도 모른다, 하지만 우리 모두 할 일이 너무도 많다. 일해야 하고, 공부해야 하고, 아이들을 양육해야 하고, 나이 드신 부모님을 모셔야 하고, 여가를 즐겨야 하고, 여행을 가야 하고, 책을 읽어야 하고…. 운동은 우리가 해야 할 수많은 과업 중 하나에 불과하다. 그런데 운동은 우리를 즐겁게 해줄 뿐만 아니라 우리에게 많은 걸 줄 수 있다. 메트포민이 해줬던 것보다 훨씬 더 많이!

일상생활 속에서 분명한 목표를 가지고 몸을 움직이면서 우리의 몸과 건강을 최적의 상태로 만들어보자. 자, 게으른 사람들을 위한 건강법을 이제부터 즐겨보시길!

2 내가 다룰 줄 아는 유일한 동물, 랫 핑크

게으름뱅이들과의 상담시간

"제 수치 좀 보세요." 내가 담당하고 있던 환자 한 명이 지난 몇 주 동안 자신의 혈압 수치를 꼼꼼하게 적어두었던 종이 한 장을 내밀었다. 그는 이제 엄청난 분노의 폭풍이 휘몰아칠 것 같은 아주 걱정스러운 눈빛으로 나를 바라보았다. 그 종이에는 그간 아주 높아진 혈압 수치가 기록되어 있었고, 이는 그가 분명 걱정해야 할 정도였다. 하지만 그도 아주 조금은 양심의 가책을 느꼈을 것이다. 지난 몇 년간 그는 살이 꽤 많이 쪘다. 180cm 신장을 가진 그는 몸무게가 160kg이나 나갔다.

혈압이 높아지면 심근경색, 뇌졸중, 신장질환 등 사람들이 당연히 걱정할 만한 여러 다양한 질환이 발병할 수 있음을 그 환자도

체중이 결정적인 역할을 한다

좀 더 건강해지기 위한 최적의 방법들 가운데 하나는 정상 범주의 체중 유지. 다양한 식습관이 각각 건강과 행복에 미치는 영향들을 아무리 비교해봐도 최종 결론은 거의 똑같다. 우리가 채식주의자이건, 저탄수화물식 열광자이건 과체중은 우리 건강을 위협하는 최대의 적이다.

잘 알고 있었다. 지난 몇 주간 혈압 상태가 나빠졌기에 그는 이제 내 조언이 필요했다.

나는 곰곰이 생각하면서 그의 혈압 수치와 현재 복용하고 있는 약들을 보았다. 고혈압 때문에 그가 이토록 다양한 약물을 아주 많이 복용하고 있다는 사실에 나는 깜짝 놀랐다. 의학적으로 봤을 때 여러 다양한 약을 먹으면서 혈압을 다루는 게 전적으로 옳다는 사실을 우선 알고 있을 필요가 있겠다. 한 가지 약을 엄청난 고용량으로 복용하는 것보다 이게 더 낫다. 이러한 치료적 접근을 우리는 자연으로부터 배운다. 사과만 보더라도 거기에 비타민 한 종류만 엄청나게 많이 들어 있는 건 아니다. 여러 종류의 비타민과 영양소가 서로서로 보충해주고 촉진해주면서 조화롭게 함유되어 있다. 그렇기에 영양을 따져보자면 비타민제 한 알보다 사과 하나가 항상 더 낫다. 자연은 의료적 접근에 늘 좋은 본보기가 되어준다.

그런데 과체중인 내 환자가 복용하고 있는 고혈압 약 뭉텅

사과 하나가 차이를 만든다

건강을 위해 사과와 비타민제 중 하나를 선택해야 한다면, 사과를 고르자. 우리 게으름뱅이들에게는 비타민제 한 알이 더 매혹적으로 다가오겠지만 사과가 늘 더 낫다.

이는 거의 최대 한계치에 도달해 있었다. 우리는 서로를 바라보면서 앞으로 어떻게 하면 좋을지 함께 고민해보았다. 다른 약을 또 먹어야 할까, 아니면 지금 복용하는 약들의 용량을 최대치로 높여야 할까?

모두가 알고 있지만 실상은 그 누구도 이야기하고 싶어 하지 않는 코끼리, 솔직히 말하자면 의사인 나도 그런 코끼리를 언급하는 일이 때론 힘들다. 내 환자의 코끼리는 그 동물처럼 엄청나게 뚱뚱했다.

세상에서 가장 먼 구간은 머리와 배 사이

나는 있는 힘껏 용기를 내어 이리저리 말을 돌리지 않고 바로 말했다. "환자분은 너무 뚱뚱해요! 살을 좀 빼보세요. 그러면 혈압이 내려갈 거예요! 약을 더 먹어야 하나 하는 고민은 할 필요가 전혀 없다고요. 나중에는 오히려 약을 줄여야 할지도 몰라요." 말로 표현하기 힘들었던 게 드디어 말로 표현됐다. 내 환자의 코끼리는 이제 그 이름을 얻었다. 바로, 과체중. 그럼 문제를 해결하는 일이 한결 더 쉬워진 걸까?

지금까지의 진료 경험들을 뒤돌아봤을 때 만성질환 치료에 손쉬운 해결책은 없었다. 얼핏 보기엔 쉬워 보여도 결단코 그렇지 않았다. 의사의 관점에서 볼 때 삶의 방식을 변화시키는 게 핵심일 때는 특히 더 복잡하다. 문제는 우리 인간들이 대개 게으르며 힘들고 불편한 일들은 최대한 삶에서 안 부딪히고 싶어 하는 데 있다. 우리가 무언가를 머리로 이해했다고 해서 행동과 직감까지 무조건 변화하는 건 아니다. 그래서 세상에서 가장 먼 구간이 머리와 배 사이다. 내 환자의 경우가 딱 그렇다. 하지만 이에 관해서는 추후 자세히 다뤄보자. 고혈압에 대한 손쉬운 해결책은 이런저런 약을 꿀꺽 삼킨 뒤 나머지 시간에는 그 본질을 건드리는 거다. 바로 삶의 방식 변화와 불편함 및 궁핍함 감내하기. 그런데 이게 정말 최고의 해결책일까?

뚱뚱한 코끼리는 이제 상담실에 제 모습을 드러냈다. 내가 그 환자의 관심을 깨웠다. 그는 내게 "혈압을 낮추려면 얼마나 살을 빼야 할까요?"라고 질문했다. 사람마다 다르기에 나도 정확하게는 답할 수 없었다. 그러나 연구들에 따르면 10kg을 줄이면 최고 혈압은 약 15mmHg, 최저 혈압은 최소 10mmHg 낮출 수 있다고 한다. 흠, 이렇게 비교하면 이해가 더 잘 될 듯하다. 5kg 체중 감량이 조그마한 혈압약을 먹는 것만큼이나 효과가 좋다.

그 환자는 희망에 가득 찬 눈빛으로 나를 바라보며 이렇

당신의 건강을 책임진 사람은 바로 당신이다

우리의 삶의 방식과 행동 방식이 건강에 미치는 영향들을 절대 과소평가해서는 안 된다. 의사는 우리와 동행하며 우리를 지지해주는 사람일 뿐이다.

게 말했다. "약을 적게 먹는다…. 진짜 멋지겠는데요!" 어떻게 하면 일상생활 속에서 활동량은 늘리고 몸무게는 줄일 수 있을지 우리는 함께 계획하기로 약속했다. 그런 다음 몇 주 뒤, 몇 달 뒤에 얼마나 달라지는지를 함께 살펴보기로 했다.

내면의 랫 핑크도 가끔은
동물병원에 가봐야 한다

상담시간에 있었던 이 이야기는 지어낸 게 아니다. 사실 거의 매일 겪는 일이다. 고혈압뿐만 아니라 다른 여러 만성질환들도 해당한다. 단순히 과체중에 한정된 이야기가 아니다. 몸의 움직임, 충분한 수면, 성생활의 즐거움, 근력운동, 근육 이완, 흡연, 음주 등 밤새도록 이야기할 수 있을 정도다. 그런데 내면의 랫 핑크rat fink(꼴 보기 싫은 비열한 녀석이나 엄청난 골칫거리를 새끼 돼지에 비유하여 표현한 단어 –

옮긴이)를 길들이고 삶을 좀 더 활기차게 만들어 나가라는 내 조언이 치료적 성공으로 이어지는 경우가 얼마나 된다고 생각하는가? 유감스럽게도 좋은 의도로 권한 조언들이 아주 최소한의 경우에만 받아들여지고 있다. 나는 종종 내가 환자들의 주치의라기보다 내면의 랫 핑크를 치료하는 수의사라는 생각이 든다. 그렇지만 한 가지는 분명 절대하지 않을 거다. 바로 내면의 랫 핑크를 잠재우는 짓! 지금까지 나는 랫 핑크의 주인들과 함께 그 녀석을 길들이거나 그 녀석에게 적어도 몇몇 재주를 가르치는 데 늘 성공했기 때문이다.

　　　내 환자들이 유독 고집불통이거나 엄청나게 나약했던 건 결코 아니다. 그들은 멍청하지 않았고, 자신들의 행동이 건강에 얼마나 중요한지도 잘 알고 있었다. 그런 이유 때문이 아니다. 삶을 변화하는 일은 진짜로 어렵다. 우리는 매일매일 할 일이 진짜 많다. 그리고 유감스럽게도 건강한 행동 방식들 대부분이 한마디로 재미가 없다. 체중 감량은 체중 증량보다 대개 더 힘들고 재미는 더 없다. 저녁밥을 먹지 않고 배가 고픈 채로 잠드는 것보다 친구들과 맛있는 걸 먹는 게 나도 더 좋다. 저녁 식사를 거르는 생활 방식, 일명 디너 캔슬링dinner cancelling을 지지하는 연구들을 여러 편 알고 있는데도 마찬가지다. 일상생활 속 우리의 삶의 방식들이 얼마나 많은 질병과 직결되고 있는지를 정확하게 알면서도 의사인 나조차 건강한 행동 방식으로 내 삶을 꾸준히 채워 나가고 무엇보다 이를 유지하는 게 참 힘들다.

일주일에 두 번 저녁을 굶어보자

엄청난 광고 효과가 있는 '디너 캔슬링'이라는 용어는 말 그대로 저녁 식사를 거른 채 살짝 배고픈 상태로 잠자리에 드는 걸 의미한다. 하지만 저녁 식사뿐만 아니라 설탕이 조금이라도 들어간 음료나 과자도 먹어선 안 된다. 이는 저녁 시간에 탄수화물을 섭취하지 않음으로써 획기적인 호르몬 수치 변화와 엄청난 지방 연소를 도모하고자 함이다. 무엇보다 성장 호르몬의 증가가 이러한 효과에 중대한 영향을 미친다고 한다. '디너 캔슬링'으로 노화 과정도 느려진다고 간주하기에 어떤 학자들은 진정한 젊음의 샘물이라고까지 말한다. 유감스럽게도 이를 명확하게 증명하는 연구들은 없다. 하지만 짧은 금식이 몸에 엄청난 치료 효과를 준다는 건 우리도 잘 알고 있다. 이것만으로도 '디너 캔슬링'의 효과들이 조금 설명될 수 있겠다. 그리고 아주 솔직하게 이야기하자면, 저녁 식사를 거르면서 칼로리를 덜 섭취하면 우리 대부분에게는 그냥 좋다. 게다가 잠들면 배고프지도 않다. 이 단식 미니 버전을 한번 시도해보는 건 어떨까? 일주일에 두 번 정도면 효과를 충분히 볼 수 있다.

내 건강의 힌트는
바로 부모님

일반적으로는 질병에 세 가지 근본 원인이 있다고 생각한다. 나는 이를 '질병에 관한 세 가지 V'라고 부른다. 첫 번째 'V'는 '유전 Vererbung'이다. 우리 삶의 많은 부분은 부모와 조부모가 우리에게 남겨준 것들이다. 얼마나 불공평한지 한번 보자. 한 예로, 어떤 사람들은 평생토록 담배를 피우는데도 폐나 기관지에 전혀 문제가 없다. 이에 반해 어떤 사람들은 담배를 입에 댄 적도 없는데 폐렴으로 사망하기도

유전자의 힘을 빌려 좀 더 건강하게

정확하게 따져보면 사람들의 유전자가 늘 속수무책으로 전해지는 건 아니다. 최근에는 이른바 '후성유전학epigenetics'이라는 분야가 발달했다. 각 개인의 유전자와 주변 환경 간에는 각양각색의 상호작용이 이루어지며, 세포 내 유전자는 그 모습을 드러내기도 하지만 드러내지 않을 수도 있다는 것이 학자들 사이에서 공공연하게 알려진 사실이다. 즉, 활성화된 유전자와 활성화되지 않는 유전자가 있는 것이다. 게다가 이러한 활성화 여부는 환경과 인간의 행동에 따라 좌지우지될 때가 많다.

이와 관련된 좋은 예가 녹차다. 녹차가 건강에 좋고 몇몇 암질환의 발생까지 막을 수 있다는 사실은 이미 오래전부터 잘 알려져 있다. 녹차를 끓이면 '에피갈로카테킨갈레이트EGCG'라는 성분이 찻잎에서 추출되는데, 이는 암세포와 싸우는 인자들의 체계를 다시 형성시키는 체내 유전자를 재활성화한다. 이러한 항암 유전 인자는 나이가 들수록 흔히 차단되기 일쑤인데, 녹차를 마시면 재가동되는 거다. 녹차를 좋아하지 않는다고? 괜찮다. 에피갈로카테킨갈레이트는 사과 껍질에도 들어 있다. "사과를 매일 하나씩 먹으면 의사가 필요 없다"라는 속담이 나온 이유가 바로 이것이다!

한다. 또 어떤 사람들은 치즈, 고기, 달걀, 초콜릿 등을 먹지만 콜레스테롤 수치에 아무런 문제가 없다. 이에 반해 어떤 사람들은 평생 채식주의자로 살아왔는데도 높은 지방산 수치 때문에 젊은 나이에 심근경색을 앓기도 한다.

삶은 공평하지 않다. 최대한 오래 살려면 어떻게 하면 좋겠냐고 환자들이 내게 물으면, 내 첫 번째 조언은 이렇다. "연로하신 부모님을 찾아가보세요." 여기서 내가 말하고자 하는 바는 장수 요인은 유전되며 그 요인은 우리가 어떻게 나이를 먹고 얼마나 오래 살아갈 수 있는지와 막강하게 연관되어 있다는 거다. 즉, 유전적으로 정해져 있다. 적어도 유전학은 우리가 건강하게 지낼 수 있고, 그것을 현실화할 수 있는 범주를 결정한다.

두 번째 'V'는 '행동Verhalten'을 뜻한다. 건강하게 살아가느냐, 늙는 동안 활기차게 지내느냐, 사는 동안 얼마나 많은 즐거움을 소망해도 되느냐 등은 우리의 행동으로 결정된다. 가능성의 범주는 유전자에 의해 결정된다. 하지만 우리에게 최고의 유전자들이 부여되어도 우리의 행동으로 인해 그것들이 부적절하게 변화될 수도 있다. 그래도 희소식 하나를 전하자면, 질병에 관한 이 두 번째 'V'는 우리가 정확하게 직접 영향을 미칠 수 있는 요인이다. 장수를 위해 우리에게 필요한 부모님을 우리가 선택할 수는 없다. 부모님은 이미 정해져 있고, 이때 우리가 할 수 있는 건 전혀 없다. 그러나 우리의 행동 대부분은 우리 손에 달려 있기에 건강과 관련된 대부분의 행동 역시 우리가 직접 통제할 수 있다.

세 번째 'V'가 뜻하는 건 바로 이거다. '재수 똥Verdammtes Pech!' 안타깝지만 좋은 유전자로도, 야심적이면서도 완벽한 건강 습관들로도 전혀 막아내지 못하는 건강 문제들이 많다. 운동선수들, 마음속 깊숙이 평온한 불교 신자들, 채식주의자들, 건강 관리 프로그램에 꾸준히 참여하는 사람들 역시 한날 한순간에 죽어버릴 수도 있다.

그냥 이따금 툭 발병해버리는 질환들, 걸리지 않을 방도가 전혀 없는 그런 질환들을 우리는 그냥 앓을 수도 있는 거다. 재수 똥 밟은 거지!

하지만 이 책에서는 재수 똥은 전혀 신경 쓰지 않을 거다. 유전자 역시 가능한 한 최대로 무시할 예정이다. 우리는 두 번째 'V'인 우리의 행동, 우리의 건강에 직접 영향을 미칠 수 있는 이 유일무이한 방법에 관해 좀 더 자세하게 살펴볼 것이다.

뭐, 여기까지는 좋다. 그런데 아주 솔직히 말하자면 이게 그리 만만한 게 아니다. 행동 방식을 바꾸는 게 그렇게 쉬웠다면, 이 세상에 만성질환을 앓는 환자들은 지금보다 훨씬 더 적었을 것이다. 우리가 취해야 할 건강한 행동 습관은 신문, 잡지, TV 방송 등 여기저기에 다 나온다. 더 많은 운동, 더 좋은 음식, 더 많은 휴식 등. 그런데 우리는 어째서 이런 걸 안 하는 걸까? 우리의 행동을 긍정적으로 변화시키는 상황에 왜 자주 있지 않은 걸까? 동네 주변을 산책하기보다 담배

우리 게으른 자들이 꼭 알고 있어야 하는 것들

질병을 일으키는 세 가지 근본 원인

① 유전

② 행동

③ 재수 똥

이 가운데 행동 영역에는 우리 게으름뱅이들도 영향을 미칠 수 있다. 그저 조금만 노력해도 더 많은 건강과 행복을 우리 삶에 가져올 기회가 바로 여기에 숨어 있다.

무엇이 옳은 행동인지를 안다고 해서 반드시 실천으로 옮긴다는 보장은 없다. 그것은 이미 오래전부터 알고 있었던 사실이기도 하다.

를 입에 물고 저녁 시간 내내 TV 앞에 머물러 있는 이유는 무엇일까? 건강하게 행동하지 않으면 어떤 질환들이 발병할지 정확하게 잘 알면서도 의사인 나 역시 건강한 행동 습관들을 일상생활 속에서 꾸준히 유지하지 못하는 이유는 무엇일까? 의사인 나도 이렇게 어려운데, 그러한 질병들을 몸소 겪어보지 않았던 사람들, 더욱이 가족이나 지인들 가운데에서도 그러한 경험이 없었던 사람들에게는 이게 도대체 얼마나 어려운 일일까?

삶의 능력들을
하나둘 잃어버리지 않도록

"고혈압을 해결해야 합니다. 그렇지 않으면 혈관 벽에 문제가 생길 수 있어요." 만약 내가 환자들에게 이렇게 말한다면 이말은 그들에게 실제로 어떤 의미로 다가갈까? 이 같은 정보로 환자들이 진짜 뭔가를 시도하게 될까? '혈관 벽 문제'라는 표현이 본질적인 의미를 파악하는 데는 너무 함축적인 건 아닐까? 설령 '심근경색'이나 '뇌졸중'이라는 용어를 사용한다고 할지라도 맞닥뜨린 문제와 해결책에 관한 정보가 정말 긍정적인 행동으로 이어질까?

비즈니스 분야에서 관련 예를 살펴볼 수 있겠다. 어떤 회사가 신상품을 시장에 내놓을 때, 이 상품을 팔고 싶은 진짜 이유를 알리는 회사는 일반적으로 없다. "회사 수익을 올릴 수 있게 우리 상품 좀 사 주세요!" 이런 광고 문구는 한마디로 꽝이다. 회사들은 자기 상품의 긍정적인 측면들을 훨씬 더 많이 내보인다.

항공사의 예도 들어보자. "저희 항공사가 문을 닫지 않고 계속 살아남아 주주들에게도 적잖은 배당금을 나눠줄 수 있게 다음 여행 때도 저희 항공사를 이용해주십시오!" 이런 식으로 자기 회사를 광고해대는 항공사는 없다. 멋진 비행기, 세상에서 제일 맛있는 토마토주스, 경쟁사보다 5cm나 더 널찍한 좌석 간 거리 등을 내세우며 광고하지도 않는다. 항공사들의 홈페이지나 안내 책자들을 보면 멋진 해변, 야자수, 산 등의 사진들이 등장한다. 편안하게 휴가를 즐기면서 행복해하는 사람들의 모습이나 화려하게 반짝이는 도시들의 야경과 더불어 성공적으로 거래를 마치며 계속해서 성공 가도를 달리는 사업가들의 모습이 보인다.

비즈니스 분야의 이러한 모습을 우리 의료진들도 본보기로 삼아야 하는 건 아닐까? 삶의 방식을 바꾸면 얻게 될 긍정적인 효과들을 광고해야 하는 건 아닐까? 결과적으로 봤을 때 '혈관 벽 문제'나

'심근경색'이라는 용어 사용 문제가 핵심이 아니라 오늘 소시지를 구워 먹는다면, 이게 나중에 나를 위협할 수도 있을 뇌졸중이 될 가능성이 있다는 게 중요한 건 아닐까?

우리 자신에게 솔직해져보자. 뇌졸중 예방은 뇌세포들을 보호하기 위함이 아니다. 무엇보다 내 삶을 계속해서 내가 스스로 주도하며 살아가기 위함이다. 극단적으로 질문하자면, 나이가 들어 유람선 여행을 할 것인가, 요양원에 갈 것인가? 우리가 천천히 잘 늙어간다면, 우리의 건강을 죽을 때까지 잘 지켜 나가는 게 우리 목표다. 내 환자 역시 정상 체중이었다면 한층 더 질 좋은 삶을 누렸을 것이다. 그런데 이 사실을 그가 그냥 까먹었던 듯하다.

내 경험담이지만, 오랫동안 천천히 살이 찌게 되면 예전, 그러니까 정상 체중이었던 그때의 모습이나 상태를 대개 잊어버린다. 이에 관해서는 노래로도 부를 수 있을 정도다. 몇 년 전만 하더라도 나 역시 과체중이었다. 키는 170cm에 몸무게는 거의 90kg인 완전 뚱뚱보. 또한 이 살덩어리가 수년에 걸쳐 내 몸 곳곳으로 살금살금 들어왔다는 걸 나는 전혀 눈치채지 못했다. 그러던 어느 날, 신발 끈을 묶을 때마다 자리에 점점 더 자주 앉게 되는 내 모습을 마주하게 됐다. 그렇지만 그냥 당연하게 생각했다. 예전에 어땠는지는 기억나지 않았다. 선 자세로 앞으로 상체만 구부린 채, 호흡도 힘들지 않았고 등도 안 아팠던 그때가.

그러나 서서 신발 끈을 묶는 건 내게 중요하지 않았다. 앉을 곳들은 주변에 널렸으니까. 30대 중반이 되자 20대 중반 때보다 조금 더 천천히 계단을 오를 수 있게 됐다. 이 역시 이상하게 생각하지 않았다. 이런 말들이 내게 위로가 되었다. "나이 때문이야. 아니면 스트레스 때문이겠지. 아니면 잠을 제대로 못 자서일지도 몰라. 아니면 뭘 잘못 먹었겠지."

몇몇 결함들이 내 삶 속으로 소리 소문 없이 천천히 들어왔다. 이 결함들을 완벽하게 다뤄내는 방법들을 나는 배웠었다. 하지만 이제 그 능력들은 사라졌고 편안함과 게으름에 자리를 내주었다. 그런데 돌이켜보면 내 편안함은 환상에 불과했다. 운동화 끈을 묶으려고 앉는 행위가 지금 당장은 편할지라도, 서서 몸을 그냥 살짝만 숙이는 게 실상은 더 편한 행위다. 이게 지금은 좀 더 힘들게 느껴지지만 더 편한 행동인 거다.

토마토 주스보다 해변과 야자수로 광고하는 항공사 사례로 다시 돌아가보자. 의학 분야에서도 환자들이 평생 겪지 않을 수도 있는 질환들의 발병을 걱정하기보다는 행복과 건강에 관해 이야기하는 게 차라리 더 낫지 않을까? 당신이 삶에서 어떤 측면들을 중요하게 생각하고 무엇을 조금 더 향상하고 싶은지 나는 모른다. 하지만 지금 당신의 머릿속에서는 몇 가지 생각들이 스쳐 지나갔을 것이다. 지난 몇 년 동안 어떤 영역에서 좀 더 편하게 살아왔는가? 가게 바로 앞 주차장? 계단 대신 엘리베이터? 직접 요리하는 대신 배달 음식? 댄스 모임에 가는 대신 소파에 앉아 영화 보기?

우리의 삶의 능력들이 우리도 모르는 사이에 사라져버리 게끔 그냥 놔둬서는 안 된다. 그러한 능력들을 유지하는 일보다 그것 들을 새로이 갖추거나 회복하는 일이 비교도 할 수 없을 만큼 훨씬 더 어렵다.

나처럼 약간 손가락을 튕기고 있다면 당신은 아마도 당 신 마음속 깊이 가지고 있던 바람을 느끼는 것일 테다. 너무 피곤하게 는 아니지만 움직이고픈 마음. 일상생활 속 스트레스를 잘 흘려보내고 픈 마음. 수명을 엄청나게 늘리고 싶은 건 아니지만 적어도 삶의 많은 시간을 활동적으로 보내길 바라는 마음. 나이가 들어도 스스로 결정 할 수 있고 명확하게 사고할 수 있으며 최대한 오랫동안 자기 집에 살 면서 스스로 장보길 바라는 마음. 손주, 자녀, 이웃 혹은 교회의 도움을 받지 않아도 되길 바라는 마음. 높아진 콜레스테롤 수치에 관해 주치 의와 끊임없이 상담해야 한다는 두려움 없이 혈액검사 결과를 이야기 하고 싶은 마음. 다음 휴가 때는 등산을 하러 갈 수 있고, 숨을 잠시 고 르고자 꽃 사진을 찍는 척 길가에 서서 쉴 필요 없이 마음껏 돌아다녔 으면 하는 마음.

그런데 아주 굉장한 희소식이 하나 있다. 건강에 아주 좋

우리 게으른 자들이 꼭 알고 있어야 하는 것들

건강을 유지하는 일이 건강을 회복하는 일보다 더 쉽다.

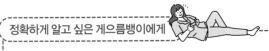

삶을 위협하는 핑계를 절대 자기 자신을 위해 사용하지 말자

스포츠 의학과 관련된 교육과정 때 의사들은 힘든 산행들을 가보면 사진을 찍으려고 거듭 반복해서 발걸음을 멈추는 사람들이 있다는 사실을 배우게 된다. 이러한 행동은 고산병의 시작을 알리는 경고 신호가 될 수 있다. 문제는 수행능력의 감소와 호흡 문제를 통해 드러나는데 죽음까지 초래할 수 있다. 그런데 이들은 다른 사람들에게 자기 상태가 좋지 않다고 말하는 대신 길 한편에서 마치 풍경을 감상하는 것처럼 행동한다. 삶을 위협할 수도 있는 핑계. 이는 다른 사람들뿐만 아니라 자기 자신을 위한 핑계이기도 하다. 게다가 우리가 무조건 높은 산을 올라야만 하는 것도 아니다. 우리는 자기 자신을 착각 속에 빠뜨리고자 매일같이 이런저런 핑계를 댄다. "오늘 일을 너무 많이 했어. 그래서 산책하러 나갈 힘조차 없어." "오늘 스트레스를 너무 많이 받았어. 초콜릿 한 조각 먹으면서 마음을 좀 가라앉혀야겠어." 당신에게도 익숙한 모습 아닌가?

은 효과를 불러일으키고자 우리 삶의 방식을 엄청나게 마구 맞춰댈 필요는 없다는 것이다. 마라톤은 전혀 필요하지 않다. 이제부터 우리는 우리처럼 근본적으로 게으른 사람들이 건강하고 안정된 삶을 살아가는 데 필요한 활동의 적정량을 함께 찾아볼 것이다. 삶의 즐거움, 건강, 그리고 건강한 활동 사이에서 만나는 균형 잡힌 삶. 결국 삶이란 건 즐거워야 하니까!

3 하지 않는 것! 이것 말고 좋은 건 없다

세계 최고의
기생충이 된 순간

오케이, 인정하겠다. 나는 뼛속까지 게으른 사람이다. 이 사실을 나는 지난 며칠 동안 다시 맞닥뜨려야만 했다. 건강을 최적화하는 방법에 관해 책을 써보겠냐는 제안을 출판사로부터 받았을 때 나는 기뻤다. 우리가 고안해낸 책의 콘셉트는 특히 멋졌다. 게으른 사람들을 위한 건강법! '완전 최곤데! 드디어 나를 위한 책이 나오는 거야!' 곧장 글을 쓰고 싶었다. 그런데 나는 게으르잖아! 우선은 멋진 콘셉트와 내 마음에 쏙 들어온 주제에 참 기뻤다. 너무도 기쁜 나머지 새 책 집필을 축하하고자 가족들과 함께 레스토랑에 갔다. 물론 책에 관해서는 단 한 글자도 쓰지 않은 상태였다.

'하지만 문제 될 거 없어. 내일부터 쓰기 시작하면 되니까.'

나는 그냥 그렇게 생각했다. 내가 게으르다는 걸 앞서 언급했다. 물론 그다음 날에도 나는 할 일이 너무 많아 책상에 앉아 글을 쓸 수 없었다. 아내가 내게 늘 하는 말이 있다. "카르스텐, 당신은 세계 최고의 기생충이야." 나 역시 동의하는 바다. 오로지 일을 하지 않기 위해 주변 환경을 완벽하게 계획하는 사람이 있다면, 그게 바로 나다. 나는 몇 시간이고 소파에 누워, 이게 내가 게을러서 그런 게 아니라 깊은 명상 중이라 그런 거라고 스스로를 속여댈 수 있다. 그리고 나중에 살펴보겠지만, 명상은 건강한 방법이다.

어쨌든 아무것도 도움이 못 됐다. 이 책은 어떻게든 집필되어야만 했고, 출판사는 이 사실을 내게 상당히 명확하게 인식시켜주었다. 그렇지만 이 같은 상황에 딱 들어맞는 환경 변화 전략이 내 머릿속에 떠오르질 않는다면 독일 최고의 게으른 의사가 아니겠지. 그 기발한 전략들을 설명하기에 앞서 우선 간략하게나마 이야기할 게 있다.

달려서
출근하는 사람

수년 전 엄청나게 뚱뚱했을 때, 그러니까 내가 23kg을 감량하기 전에 나는 병원으로 출근할 때마다 매일 아침 차를 몰았다. 뭐, 딱히 다른 방법도 없었다. 대개는 빵집에 들러 빵 하나를 입에 물었다.

'상담시간은 긴데 배까지 고프면 머리가 잘 안 돌아가.' 그렇게 생각했다. 지하 주차장에 차를 대고 병원까지 약 200m를 빵을 먹으며 걸어갔다. 매일 아침.

어느 날, 내가 매일 걸어가던 그 짧은 거리에서 키가 작고 날씬한 어떤 남자와 마주쳤다. 아침 출근길의 여느 사람들과는 다르게 그는 걷지 않았다. 달리고 있었다! 완벽한 조깅복 차림으로. 기능성 티셔츠, 운동화, 꽉 조인 바지. 게다가 등에는 작은 가방을 꽉 졸라매고 있었다. 나는 병원 쪽으로 걸어가는 내내 그를 바라보았다. 처음 만났을 땐 '오호, 이렇게 이른 아침에 조깅하는 사람이라니!'라고 생각했다. 질투했다거나, 그를 놀라워하며 바라봤다거나, 다소 무시했다거나, 뭐 그러지는 않았던 듯하다. 나는 그를 전혀 신경 쓰지 않았던 것으로 생각된다. 어쨌건 내 손엔 빵이 들려 있었고 줄줄이 잡힌 상담들이 기다리고 있었으니까.

그런데 그날부터 나는 그 남자와 거의 매일 마주쳤다. 어느 날, 문득 이런 생각이 들었다. '저 가방에는 뭐가 들어 있지? 저 사람은 도대체 왜 아침마다 가방을 메고 조깅하는 거지?' 이러한 의문은 답을 찾을 때까지 계속됐다. '그는 달려서 출근하는구나!'라는 결론이 내 머릿속을 훅 스쳐 지나갔다. 그 당시엔 'run to work', 그러니까 '달려서 출근하기'가 그렇게 유행하지 않았다. 그는 내가 첫 번째로 만났던, 차를 몰지 않고 자전거를 타지 않고 버스를 타지 않고 달려서 출근하는 사람이었다.

'이런 말도 안 되는 생각을! 어떻게 그럴 수 있지? 정말 불가능하잖아! 출근길이 몇 킬로미터나 되는데! 그리고 도착하면 어떻게 해야 하지? 샤워해야 하나? 옷을 갈아입나? 온종일 기진맥진한 상태이고, 너무 피곤하고, 어느 순간 무릎과 엉덩이에 통증이 막 올라오지 않을까? 하루가 시작되기도 전에 달려버리면 그날 계획했던 일들을 실행할 수는 있을까?' 이런 질문들이 그 당시 내 머릿속을 스쳐 지나갔다. 좀 더 젊었을 때는 나도 가끔 조깅을 했다. 매번 끔찍했지만! 나에게 달리기는 고문이었고, 힘들었고, 의지력 테스트였다. 그런데 어째서인지 이러한 생각이 내 머릿속을 떠나질 않았다. '상담 때까지 나도 달려서 오면 어떨까?'

달려서 출근하기의 장점은 확실했다. 출근길은 자동차, 자전거 혹은 우주선을 타고서라도 내가 어떻게든 가야 하는 구간이었다. 이를 위해 이러나저러나 시간을 투자해야 한다면 그 시간을 의미 있게 활용할 수도 있었다. 그 유용한 활용이라는 게 아침마다 자동차 전용도로 위 꽉 막힌 자동차들 사이에서 빵을 씹어 먹는 건 분명 아니었다. 훨씬 더 의미 있게 활용하는 건 당연히 움직이는 거였다. 다른 때엔 너무도 적게 움직이니까.

물론 달려서 출근하는 건 힘들다. 그런데 이런 부류의 힘듦은 익숙해지기 마련이다. 시간이 지날수록 더는 그렇게 힘들지 않았다. 달리면 달릴수록 거리는 점점 더 짧게 느껴졌다. 내 머릿속 거리 감각이 달라진 것만 같았다. 내가 사는 동네, 내가 사는 도시에 관한 이미

한 번 하지 말고 항상 하자

건강한 행동 방식을 일상생활 속에 끌어들이는 방법은 그냥 그걸 하는 거다. 유명한 운동복 브랜드가 이를 적합하게 딱 표현해냈다. "Just do it!(그냥 하세요!)" 한 번이 아니라 계속. "오늘 할까?"라는 질문은 더는 던지지 않고 "오늘 '언제' 할까?"라고 묻게 될 때 드디어 성공한 거다. 이를 나는 '습관'이 아닌 '스트리크streak(연속, 유지) 의 힘'이라 부른다.

지도 완전히 확 달라졌다. 다른 약속들에도 차를 몰지 않고 달려가는 게 어느 순간 지극히 당연한 일이 되어버렸다. 근육 통증은 사라졌고, 몸을 움직이는 즐거움은 나날이 늘어갔다. 개인적으로 나는 이런 게 건강 관리라고 생각한다.

나는 모든 사람이 20km를 한 번에 다 뛰어야 한다고는 생각하지 않는다. 하지만 신체에 치명적인 문제가 없는 사람이라면 최소한 5km는 한 번도 쉬지 않고도 걸을 수 있어야 한다고 생각한다.

베를린 거리에
미친 놈이 한 명 더

달리면서 출근하는 일에 나는 익숙해졌다. 나는 운이 좋아서 출근길의 상당 부분인 10km를 숲과 들판을 가로지르며 달릴 수 있다. 하지만 도시를 직통해서 달리는 것 역시 즐겁다. 자동차 전용 도로로 출근한다면 대략 30분이 소요된다. 베를린에서는 교통 체증이 비일비재하다. 그럴 때면 출근 시 확실히 더 오랜 시간이 필요하다. 그 거리를 달려서 출근하면 50분 정도 걸린다. 그러니까 나는 1시간 정도 운동을 하면서 하루를 시작하지만, 출근에 순수하게 더 할애하는 시간은 약 20분밖에 안 된다. 그렇지 않았다면 나는 이 시간을 그냥 차에 앉아 빈둥거리며 무의미하게 허비했을 것이다.

현시점으로 돌아와보자. 이 책에 관한 글은 단 한 자도 써놓지 않았으면서 일은 뒷전으로 미뤄두고 소파에 누워 있으니 기분이 썩 좋지 않았다. 머릿속은 책 집필에 관한 생각들로 가득했다. 문득 '출근길에 달리기만 하지 말고 책까지 쓸 수 있다면 어떨까?'라는 생각이 들었다. 오케이, 책을 쓴다는 표현은 좀 안 맞을 수도 있겠다. 그런데 현대 기술의 힘을 빌리면 길거리에서도 글을 받아 적게 할 수 있고 나중에 컴퓨터로 문어 변경도 가능하다. 나는 스스로에게 이렇게 말했다. "천천히 달리면 돼. 그러면 문장 전체를 말할 수 있어. 그리고 너무 깊게 숨을 들이쉬지 않도록 노력해야 해. 안 그러면 컴퓨터 프로그램

우리 게으른 자들이 꼭 알고 있어야 하는 것들

일상생활 속에 특정 활동을 집어넣는 건 우리 같은 게으름뱅이들에겐 건강을 위한 핵심 요인이 된다. 다들 알다시피 다른 뭔가를 하기엔 우리는 대체로 너무 게으르니까!

이 내 말들을 인식하지 못할 수도 있어." 그렇게 하면 병원까지는 50분이 아닌 대략 1시간 반 정도가 소요될 것이다. 하지만 그런데도! 나는 하루 진료를 시작하기도 전에 이미 그날 내가 해야 할 일의 상당 부분과 운동량을 모두 채워놓게 되었다.

그런데 이것 말고도 또 다른 장점 한 가지가 있다. 이는 러너들이라면 모두 인정하는 사실이다. 뛸 때 머리가 더 잘 돌아간다는 것! 뇌가 자유로워진 것만 같고, 뇌가 제 환상 속에서 확 강화된 것만 같고, 보통은 무의식적으로 눌려 있던 생각들이 마구 발산되는 것만 같다. 우리가 스스로 생각하지 않는 것 같다. 우리가 달릴 때 생각들이 그냥 막 올라오는 듯하다.

'달리면서 글을 쓰면 책이 더 잘 완성될지도 몰라.' 그런 생각이 들었다. 내가 지금 막 경험하고 있는 것에 관한 글을 쓰는 동안 적어도 이 같은 자연으로의 여행에 독자들을 데리고 갈 수 있다. 게으른 사람들을 위한 건강법에 관해. 일상생활에 필요한 능력들을 갖춰 나가면서 엄청난 즐거움도 함께 만끽할 방법에 관해. 일상적인 생활 방식

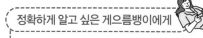

정확하게 알고 싶은 게으름뱅이에게

건강 박자

신경학자들에 따르면, 왼쪽과 오른쪽, 그러니까 왼발과 오른발을 바꾸는 리드미컬한 움직임은 뇌에서 문제 해결 능력과 창의력을 높여주는 영역을 자극한다.

속에 건강한 행동들을 집어넣는 방법에 관해. 어쩌면 나 자신에게 딱 맞는 활동, 휴식, 그리고 수면의 적정량을 경험하는 동안 이에 관한 글도 더 쉽게 쓰일지 모른다.

한 가지 미리 언급해두자면, 나와 당신의 적정량은 다르다. 당신에게는 더 적게, 혹은 더 많이 필요할 수도 있다. 게다가 나는 당신을 마라톤 선수나 매일 아침 달리면서 출근하는 사람으로 만들 생각이 전혀 없다. 물론 아주 솔직하게 말하자면, 이 방법이 당신 마음에 쏙 들어 우리가 어느 날 베를린 출근길에서 마주하게 된다면 참 기쁠 것 같기는 하다. 어쩌면 이미 벌써 당신과 한 번쯤 만났는지도 모른다. 커피와 빵을 사 들고 사무실로 가면서 '이 아침에 베를린에서 달리는 사람이라니! 미친 놈일세!'라고 생각했던 사람이 당신이었을지도.

그런데 내가 확신했던 이 미친 짓이 당신을 살짝 깨울 폭소 정도는 됐을지도 모르겠다. 어쩌면 아침마다 내가 하는 이 미친 짓과 내 조깅 가방이 당신의 행동을 조금이나마 옳은 방향으로 이끄는 하나의 스파크가 되어 당신의 머릿속에서 탁 튀었을 수도 있다. 뇌졸중이나 심근경색 발병 위험률을 감소하기 위함만이 아니다. 혈관 벽을

게으른 자들을 위한 막간의 팁

맞바꿈을 통한 성공

건강에 해로운 행동과 이로운 행동을 맞바꿔보자. 그리고 건강에 좋은 행동들을 일상생활 속에 채워 나가보자.

보호하거나, 신진대사 활동을 향상하거나, 신장 기능을 높이거나, 당뇨병을 앓지 않기 위함만이 아니다. 체중을 감량하거나 관절통을 예방하기 위함만이 아니다. 앞으로도 계속해서 선 자세로 신발 끈을 묶을 수 있게 당신을 움직이게 만드는 스파크! 앞으로도 계속해서 밖으로 나가 친구들을 만나고 여행을 가고 새로운 경험을 쌓는 재미를 누리고, 이 모든 걸 아무런 신체적 제약 없이 즐길 수 있도록 활동적인 상태로 유지해 나가기 위함이다.

나에게 맞는
적정량이란

다시 설명하겠지만, 훈련은 언제나 불충분한 것들에 대한 연습이다. 자신의 한계점을 아는데, 늘 자기만의 편안한 영역 안에서만 움직이고 그 이상은 요구하지 않는 건 아무런 의미가 없다. 자기만의 한계를 넓히는 건 의미 있는 일이다. 내 몸에 꽉 끼이기에 몇 군데 뜯어내어 바느질을 새로 할 필요가 있는 양복, 그렇기에 흠집을 낼 수밖에 없는 옷처럼 자신의 한계들을 인지하는 건 중요하다. 그리고 나는 이 글을 병원과 집 사이에 있는 숲속에서 '쓰고' 있다. 나는 한 문장을 끝까지 이야기할 때 숨이 차지 않게 주의하면서 천천히 달리고 있다. 내 얼굴을 스치는 차가운 산들바람, 초록빛 나뭇잎들, 나무 사이로

부는 바람, 그리고 혼자서도 건강에 필요한 제 적정량을 찾아낸 이런 저런 새들 덕분에 즐겁다.

그렇다. 나는 몸을 움직이면서 이 책을 쓰기로 했다. 비가 오면? 젖으면 된다. 달리다가 너무 피곤해지면? 천천히 달리면 된다. 아프거나 다치면? 달리지 않아야 한다. 적정량을 찾는다는 건, 자기 자신을 조심스럽게 대하면서 넘어선 안 될 한계가 무엇인지를 깨닫는 것도 의미하기 때문이다.

우선 건강한 상태fitness가 실상은 무슨 뜻인지, 그리고 우리 건강에 중요한 영역들에는 무엇이 있는지 살펴보자. 그런 다음, 각자에게 맞는 건강한 상태는 어느 정도인지 알아보자.

4 모두가 다른 이유, 또 그게 좋은 이유

다행히도 오늘 날씨는 화창하다. 날씨가 이러면 달리면서 다음 장을 집필해 나가는 일이 두 배로 즐겁다. '이 사람 또 달리네.' 당신은 이렇게 생각할지 모른다. 이와 동시에 운동을 얼마나 해야 정말로 건강한 건지 궁금해할 수도 있고, 이 책이 건강이라는 주제를 다루는 어떤 도사guru의 책이 아닐까 하는 우려와 함께 지금이라도 책을 덮어야 하는 건 아닌지 갈팡질팡할 수도 있다.

얼마나 많이 운동해야 정말 건강한 건지, 꼭 필요한 운동은 어느 정도인지에 관해서는 결단코 쉽게 대답할 수 없다. 실제 운동으로 우리가 얻고 싶은 게 무엇인가에 관해서도 질문해봐야 하기 때문이다. 철인3종 경기 준비는 90대 심장병 환자의 건강을 위한 운동과는 분명 다른 조건들에서 이루어진다. 내 친구들이나 환자들에게 운동 및 건강 관리를 하는 개인적인 목적이 무엇이냐고 물으면, 대답들은 그야말로 가지각색이다. '그냥 좀 더 건강해지기'에서부터 '몇 킬로그램 감량', '100세까지 살기' 등 다 제각각이다. 그렇기에 우리는 각자 자신의 목표가 무엇인지, 건강 및 삶에 대한 개인적인 바람이 무엇인지 우선 생각해볼 필요가 있다. 다소 종교적이고 철학적으로 들릴 수도 있겠지만, 여기에는 그만한 합리적인 이유가 있다.

저마다 삶을 위한 결정이 다르다

우리의 삶은 위기와 기회로 마구 뒤섞여 있다. 우리에게 주어진 기회들은 모두 다 잡아내고 위기는 몽땅 다 던져버리는 것은 절대 불가능하다. 삶 가운데 어떤 것들은 그냥 받아들이고 인정해야만 한다. 또한 이와 동시에 좋은 이미지를 남기고자 최대한 침착하게 노력해야 한다.

수년 전 병원에서 일어났던 일을 여전히 기억하고 있다. 어느 날 아침, 검사 결과지를 받아들었던 나는 1년 전보다 확연하게 높아진 내 콜레스테롤 수치에 깜짝 놀랐다. 콜레스테롤이 거의 모든 심혈관계 질환의 발병 위험을 높인다는 사실을 의사인 나는 잘 알고 있었다. 아버지가 이미 50대 때 심근경색을 경험하셨기에 이는 내게 아픈 주제일 뿐만 아니라, 솔직히 말해 엄청 무서웠다. 그렇기에 살짝 높아진 혈당 콜레스테롤 수치라도 나에게는 매우 중요했다.

컴퓨터 화면에 나타난 내 좋지 않은 콜레스테롤 수치를 바라보며 적잖게 당황해하고 있는 그때, 레지던트 전문의가 들어왔다. 그녀는 내가 왜 그토록 우울한 얼굴을 하고 있는지 궁금해했다. 나는 슬픈 목소리로 대답했다. "내 콜레스테롤 수치 좀 봐봐." 그녀는 잘 모르겠다는 듯 되물었다. "네, 그런데요?" 그녀의 의학적 지식이 의심될 정도였다. "높잖아!" 의사라는 사람이 이 수치가 어떤 상태를 의미하는지 어떻게 모를 수 있지? 이제는 내 운명이 될 나의 아버지의 운명, 이미 내 몸 곳곳에 퍼져 있을 혈관 경화 현상들, 앞으로 나에게 들이닥칠 그 모든 고통과 괴로움, 이 모든 게 화면 속 작은 수치들에서 읽어낼 수 있는 것들이었다.

그녀는 조심스럽게 대답했다. "카르스텐 선생님, 오토바이를 타고 다니실 정도면 이런 콜레스테롤 수치는 걱정 안 하셔도 될 듯해요." 아이쿠, 한 방 제대로 맞았어! 하지만 그녀의 말이 옳았다. 몇 마디 말로 그녀는 내 세계관과 믿음들을 뒤흔들어놨다. 나는 개인적인

우리 게으른 자들이 꼭 알고 있어야 하는 것들

두려움은 별 도움이 안 된다

게으름은 우울한 두려움으로부터 우리를 지켜낼 수 없다. 하지만 우리가 적정량을 실천하는 건 가로막을 수 있다. 어떤 결정을 내릴 때 게으름과 두려움이 우리를 막아서지 못하도록 하자.

위험들을 최소화하기 위해 지금 당장 내 삶에서 포기할 수 있는 게 무엇인지 생각해봐야만 했다.

조그만 조절 나사 하나를 살짝 돌려 다른 영역들이 우리 시야에 완전히 들어오지 못하도록 막아내는 게 의미가 있을까? 과거의 나는 내 삶의 위험들을 현명하게 판단해낼 수 있었을까? 그러한 관계들이 내 지각 수준과 맞아떨어졌을까? 오토바이를 타는 게 얼마나 중요했던 거지? 혈중 지방 수치를 높일 수 있었던 치즈와 고기는 내게 얼마나 중요했던 걸까? 수명과 삶의 질은 나에게 얼마나 중요했던 거지? 내 삶을 긍정적으로 바꿔 나가고자 어떤 요인들을 일찌감치 막아두고 있었던 거지? 한 가지 사실은 분명했다. 100% 보장되는 건 없다. 끊임없는 가능성 게임일 뿐이다.

우리 모두 이러한 질문들을 스스로에게 던져볼 필요가 있다. 건강한 행동 방식에 있어 자신에게 딱 맞는 적정량을 찾아가는 바로 이 시점에는 개인의 목표를 아는 것도 중요하나, 이로 인해 때에 따

우리 게으른 자들이 꼭 알고 있어야 하는 것들

삶을 위한 결정들

삶은 늘 그렇다. 한꺼번에 모든 걸 다 가질 수는 없다. 소파 위에 드러누운 삶은 마라톤 최고 기록을 내지 못한다. 브로콜리를 씹어대는 일은 우리를 행복하게 해주지 못한다. 우리 게으름뱅이들도 자신에게 중요한 게 무엇인지, 그리고 그것을 위해 무엇을 참고 견뎌야만 좋을지를 신중하게 고민해보아야 한다.

라서는 제약과 고난도 맞닥뜨리게 될 것을 인정하는 것도 중요하다. 게으른 사람들을 위한 건강법은 소파에 누워 모든 것이 다 잘 될 거라고 희망하는 게 아니다. 각자 개인적으로 중요한 목표 달성을 위해 그것에 걸맞은 적절한 행동을 적절한 양으로 실천하는 것을 말한다. 그렇다고 엄청 어려운 일도 아니다. 그냥 가장 적절한 조치들의 적정량을 찾아내는 일이다.

건강을 넘어 성공도 결정짓는 것

이러한 적정량은 사람마다 다르다. 우리의 신진대사 활동이 서로서로 다르기 때문만은 아니다. 신체 구조가 서로서로 다르기 때문만도 아니다. 그것은 측정하기 힘들뿐더러 우리가 직접적으로는 거의 영향을 미칠 수 없는 요인들이다. 사람마다 자기 자신, 자기 몸, 자기 건강, 자기 삶에 대한 바람들이 다르기에 그 적정량도 사람마다 다를 수밖에 없다. 옳고 그름에 대해 어떠한 판단도 하지 않고 이야기하겠는데, 나는 옆집 아저씨가 매일 정원에 앉아 담배를 피워대면서 엄청나게 기침을 해대는 걸 이해할 수 없다. 물론 내가 모든 걸 이해할 필요도 없고 모든 걸 좋게 받아들일 필요도 없다. 그런데 그 사람의 세상으로 들어가보려고 노력하다 보면 많은 걸 이해할 수 있게 된다. 그러면 어떤 평가도 하지 않고 그가 하고픈 대로 그냥 내버려둘 수 있다.

그렇기에 각자 자기에게 맞는 양을 찾아야 한다. 이때 해볼 만한 방법들을 제시하는 게 바로 내 역할이다. 한 번 더 말하지만, 당신의 양은 나의 양도, 내 옆집 아저씨의 양도, 또 당신 옆집 사람들의 양도 아니다. 그리고 나의 양 역시 그들의 양이 아니다. 이 말을 내가 자꾸 반복한다는 걸 나도 잘 안다. 하지만 이것 하나만큼은 정말로 분명히 해두고 싶어서다. 이 관계를 이해하면 우리의 삶과 더불어 서로 간의 상호작용이 훨씬 더 쉬워지기 때문이다.

하지만 적정량을 찾는 일은 어쨌거나 나와 내 삶을 위한 지극히 사적이고 비공식적인 결정이다. 다른 사람에게 명령하거나 강요할 생각은 결단코 없다. 건강 및 가치관과 관련된 영양 공급 방법들에 대해 다른 사람들과 토론할 때도 각자 자신의 삶과 자기 자신을 위해 스스로 결정할 수 있다. 결과적으로 내 판단이 잘못됐을 수도 있고, 고기가 정말 건강한 음식일 수도 있고, 아보카도가 과대평가됐을 수도 있다. 그러나 내가 옳을 수도 있다. 치즈가 중독을 일으킬 수도 있고, 특정 암질환이 빠르게 퍼져 나가는 데 우유가 일조할 수도 있다. 결국엔 다 상관없다. 자기 삶의 우선순위는 자기 스스로 결정해야 하고, 기회를 의식적으로 잡아채고 위험을 감수해야 한다. 각자 자기 자신을 위해.

그렇기에 매일 아침 병원까지 뛰어가는 내 일상생활이 당신에게 자극제가 될 수도 있겠지만, 당신을 짜증스럽게 하거나 혐오감을 느끼게 할 수도 있다. 달리며 출근하는 내 생활이 가소로울 수도 있고 놀라울 수도 있다. 전혀 개의치 않아 할 수도 있다. 하지만 나는 건강한 행동 방식의 장단점들을 보여줌으로써 각자 자신에게 맞는 결론들을 개인적으로 잘 도출해낼 수 있도록 도와주는 게 의사인 내게 주어진 소임이라고 생각한다.

하지만 주의하자. 내가 전하는 정보들은 세상을 바라보는 내 관점들로 물들어 있다. 그렇기에 다른 자료들도 함께 활용해볼 것을 권유하는 바다. 또한 생활 방식을 바꾸거나 새로운 운동 프로그램을 시작하기 전에 주치의와 꼭 상의해보길 바란다. 나와는 달리 당신의 주치의가 가지고 있는 결정적인 장점이 하나 있다. 나보다 당신의 건강에 관해 더 잘 알고 있다는 것! 사실 나는 당신에 관해 전혀 모른다. 그리고 다른 작가들의 책과 글들도 읽어보길 바란다. 그들은 나와는 다르지만, 이에 못지않게 중요할뿐더러 받아들일 가치가 충분한 의견과 관점을 가지고 있을 것이다.

우리는 인터넷에서 별 이상한 것들에 많은 시간을 허비한다. SNS 친구들이 올린 음식 사진에 '좋아요'를 누르고, 골든리트리버들이 나오는 동영상을 보고, 최신식 스마트폰 가격들을 비교해본다. 쇼핑몰에서 무엇 하나 사려면 구매자 리뷰를 몇 시간이고 읽어댄다. 그런데 우리 건강에 중요한 정보들을 얻는 데는 놀랍게도 너무도 적은 시간을 투자한다. 삶에서 우리가 가진 최고로 중요한 게 건강임에도 말이다.

심근경색을 앓기 싫어 처음으로 조언을 구하고자 찾아가

는 대상이 단골 미용실 원장은 아닐 거다. 반면 머리 색깔을 바꾸고 싶을 때 최적의 조언들은 심장병 전문의들이 들려줄 수 없다. 그런데 왜 갑자기 인터넷과 SNS에서 이런 통례들이 다 사라진 걸까? 건강에 관한 자기만의 의견을 갖추면서 스스로 건강 전문가가 되려는 걸까? 그러려면 여러 자료를 살펴보고, 상반되는 의견들에 귀를 기울이고, 최종적으로는 자신이 배운 내용을 현실적인 자기의 삶, 목표, 바람, 방법 등에 맞춰 나가야 한다.

게으른 사람들이 운동에 앞서 확인 점검할 것들

다음의 경우에는 전문의와의 상담 전까지 절대 운동하지 말자.

· 지난 3주 사이 심근경색이 있었던 경우

· 편안한 상태이건, 스트레스 상황이건 가슴 통증을 느끼는 경우

· 급성 감염질환을 앓고 있거나 열이 나는 경우

· 악성 질환을 앓고 있는 경우

· 조직에 물이 차 있는 경우

· 심각한 심장 판막증을 앓고 있는 경우

· 어지럼증을 달고 사는 경우

· 심장이 자주 빠르게 뛰는 경우

· 편안한 상태에서 첫 번째로 잰 혈압이 180mmHg 이상인 경우

다음의 경우에는 가벼운 운동만 하고 가까운 시일 내에 의사와 상담하자.

· 35세 이상이며 2년 넘게 건강 검진을 받지 않은 경우

· 한 번도 운동해본 적이 없는 경우

· 몇 년 동안 운동을 전혀 안 한 경우

· 심하진 않으나 고혈압이 있는 경우

· 콜레스테롤 수치가 아주 높은 경우

· 늘상 스트레스를 받는 경우

· 줄담배를 피우는 경우

· 처방된 약을 복용 중인 경우

· 당뇨병이 있는 경우

· 만성질환을 앓고 있는 경우

· 무릎이나 손목의 관절에 문제가 있는 경우

· 허리나 목덜미 부분에 통증이 있는 경우

· 이 밖의 다른 정형외과적 문제가 있는 경우

5 해커가 컴퓨터에만
있는 건 아니다

자연에
반하는 일

　　들판에서 이제 막 숲속으로 방향을 틀었다. 확연히 더 서늘해졌다. 그렇게 힘들이지 않아도 조금 더 빨리 달릴 수 있다. 찬기가 도움이 된다. 숲이 나를 도와준다. 베를린 근교인 이곳에서는 숲이 마치 냉난방기 같다. 여름에는 좀 더 시원하게, 겨울에는 좀 더 따뜻하게 해준다. 꾸준히 달릴 때 좋은 점 중 하나는 사계절을 경험한다는 거다. 나를 둘러싼 주변 세상이 천천히 변화하고 있다. 처음엔 잘 모르지만, 시간이 지나면 엄청나다. 연초에는 이제 막 겨울이 지나갔기에 자연은 비옥하지 않은 모습이다. 하지만 이는 이제 곧 폭발적으로 꽃을 피워내기 위함이다. 도시 사람이기에 일상생활 속에서는 거의 마주하지 못했을 것들을 나는 매일 달리는 덕분에 경험할 수 있다.

들판에 서 있던 나무 한 그루가 강풍 때문에 쓰러져 있었다. 바닥에 쓰러진 나무를 빙 둘러 지나가야 했기에, 원래 달리던 길로는 갈 수 없었다. 게다가 나뭇가지들을 밟아대며 힘겹게 지나가야 했기에 처음엔 짜증이 났다. 러너들은 이게 무슨 말인지 잘 알 거다. 가민Garmin 스포츠 시계와 스트라바Strava(자전거, 달리기, 요가 등 운동 기록 앱)의 기록이 나빠진다. 또한, 유지하고 있던 리듬이 깨지기에 내가 달리던 길로 다시 들어서면 본래의 리듬을 되찾아야만 한다. 다른 러너들이나 산책을 즐기던 사람들도 나와 같은 문제를 경험하고 있었다. 며칠 후, 그 쓰러진 나무 주변으로 조그마한 길이 새롭게 만들어져 있었기 때문이다. 이제는 이곳을 지나가는 게 그렇게 힘들지 않았다. 내 리듬을 거의 똑같이 유지해 나갈 수 있었다. 몇 주가 지나자 새롭게 만들어진 그 길은 원래 있었던 길처럼 탄탄해졌다. 나무가 쓰러져 있는 곳을 예전에는 곧장 지나갈 수 있었다는 걸 사람들은 더는 인식하지 못하게 됐다.

달리면 맥박수가 증가하고 포도당 내성도 좋아진다. 그뿐만 아니라 달리기는 우리 삶의 훌륭한 스승이기도 하다. 나무가 쓰러지는 건 내가 어떻게 할 수가 없다. 하지만 나는 새로운 길을 찾아낼 수 있고, 그 덕분에 숲을 새롭게 탐색할 수 있게 된다. 숲이 이토록 입체적이듯 우리의 몸도 아주 입체적이다. 우리의 몸을 어떻게든 적응시키려면 우리의 행동을 살짝만 바꾸면 된다. 이를 재치있게 해내면 우리의 몸은 한결 더 편해지고, 잘못 해내면 우리의 몸은 아프다.

삼림 관리자에게 전화를 걸어 나무를 치워달라고 부탁해서 원래의 길을 복구하는 게 더 나았을까? 이는 결국엔 우리가 자연과 함께 살아가면 좋을지, 아니면 자연과 싸우며 살아가는 게 나을지를 묻는 철학적인 질문이다. 의사인 나는 잘 안다. 절대로 자연을 상대로 싸우지 마라. 승리자는 늘 자연이다. 현대 의학이 이리저리 다양한 시도를 벌이며 조금 다르게 접근할지라도 항상 자연이 승리하게 돼 있다.

얼마 전 나는 중국에서 열린 항노화 학회에 강연자로 초대받았다. 굉장한 경험이었다! 주최자는 커다란 호텔과 병원을 갖춘 작은 섬 하나를 베이징 근교에 갖고 있었고, 전 세계의 의사와 연구자를 학회에 초대했다. 장수 의학 분야에서 저명한 사람들이 항노화 의학과 관련된 정보들을 교류하고 최신 경향들에 관해 이야기하고자 이 섬에 모두 모였다. 뭐, 그렇다고 자연과 늘 조화를 이룬 건 아니긴 했다.

항노화antiaging라고 하면 대개 로션, 크림, 성형 시술 등을 제일 먼저 떠올린다. 하지만 그건 엄청난 실수다. 현대 항노화 학문은 사람들을 그저 젊게 보이게만 하려 하지 않고, 젊게 머무르게 하고 싶어 한다. 그리고 최근 엄청난 발전을 거뒀다. 호르몬 치료와 항산화 비타민에 관해서만 이야기하던 시대는 지나갔다. 요즘에는 줄기세포 치료, 트랜스휴머니즘transhumanism(과학기술을 활용하여 인간의 몸과 정신을 개선할 수 있다는 관점 – 옮긴이), 컴퓨터 브레인 업로드Computer-Brain-Upload(인간의 뇌를 컴퓨터에 업로드 혹은 다운로드하는 게 가능하다는 관점 – 옮긴이), 바이오해킹biohacking(과학기술로 인간의 몸을 해킹하여 몸과 마음을 최적화한다는 관점 - 옮긴이) 등 어려운 분야도 다룬다.

이 학회에서 나는 새로운 사실들을 여러 측면으로 접하게 됐다. 이러한 학문 분야에서 계획하고 준비해온 다양한 것에 우선 놀랐다. 항노화 의학은 여전히 틈새시장일 수도 있겠지만, 수익성은 분명 굉장히 높은 시장이다. 사람들은 건강하게 최대한 오랫동안 살아가길 바라기에 이는 충분히 이해가 된다. 의학이 도움을 줄 수 있다면, 조금 비싸다 해도 사람들은 괜찮다고 생각하는 듯하다. 내가 또 놀랐던 사실은 다양한 의학 분야가 이 새로운 영역에 엄청나게 깊이 관련되어 있다는 거였다. 피부병학, 치의학, 외과학, 유전학 등 각 분야의 저명인사들이 총출동해 있었다. 게다가 의학 전문의뿐만 아니라 전산학자, 기초과학 연구자, 바이오해커 등도 이 학회에 참가해 있었다.

현대 항노화 기술들은 호르몬 상태에만 긍정적인 영향을 미칠 수 있는 게 아니다. 세포들을 자라나게 하거나 조직 내 에너지 공급도 향상할 수 있다. 그러면서 우리의 능력이나 건강 상태도 더 좋게 만들 수 있다. 심지어 수명을 연장해줄지도 모른다. 그런데 당신의 염색체를 바꿀 분자들을 몸속에 주입하겠는가? 딱 한 번 엄청나게 편안한 상태가 돼보겠다고 수면제 주사를 맞겠는가? 당신과 내가 이 두 질문에 모두 "아니요"라고 대답할지라도 우리는 우리 자신을 위해 바이오해킹을 직접 활용해볼 수 있다. 그것도 엄청난 성공을 거두면서!

탱크 속에서 맞이한 죽음

바이오해커? 바이오해킹은 도대체 뭘까? 컴퓨터 해킹이 무엇인지는 우리 모두 잘 알고 있다. 그런데 이게 생물학이나 사람과 어떤 연관이 있는 걸까? 우선 바이오해킹은 몸의 생물학적 특성을 이해함으로써 이를 자신에게 맞는 셀프Do-It-Yourself 처리 방식으로 최적화하는 방법을 다룬다. 이는 다양한 방식으로 이루어진다. 아보카도와 같은 특정 음식물 섭취에서부터 이른바 유전자 가위(물론 진짜 가위가 아니라 유전자를 바꾸는 분자들)인 크리스퍼CRISPR(유전자의 특정 부위를 잘라내어 유전자 교정을 가능케 하는 제한효소 – 옮긴이) 삽입까지 아주 많다.

가장 유명한 바이오해커들 가운데 한 명은 두말할 것도 없이 애론 트레이윅Aaron Traywick이다. 그는 컴퓨터 해커 이론을 바탕으로 자기 몸을 최적화하는 방법을 찾아보던 사람이었다. 그러던 중 의도적으로 헤르페스에 걸려 자신이 실험 중인 유전자 치료법으로 치료를 시도했다. 관중들 앞에서 공개적으로 자기 몸에 주사를 직접 찔러 넣기도 했다. 어느 날, 트레이윅은 차단 탱크 속에서 사망한 채로 발견되었다. 이 '감각 차단 탱크Sensory Deprivation Tank'는 저장실로, 사용자는 소금이 용해된 물속에서 거의 무중력 상태로 둥둥 떠 있게 된다. 외부 자극이 차단된 탱크 속에서는 명상 상태가 유발될 수 있고 사람을 안정시킬 수도 있다. 트레이윅은 마취제인 케타민Ketamine을 투여한 후 이 탱크 속에서 익사한 듯하다. 겨우 스물여덟 살이었다.

바이오해킹이 늘 위험한 건 아니다. 특히 '자연에 반해' 이루어질 땐 그렇다. 중국에서 열렸던 항노화 학회에는 바이오해커들도 참석했지만, 다행히도 트레이윅과 같은 극단적인 사람들은 없었다. 그건 그렇고 연구자들과 학자들의 지식은 아주 인상 깊었다.

게으름뱅이를 위한
4초 바이오해킹

바이오해킹의 아주 효과적인 방법이 그 양이 완벽하게 측정되고 조직된 운동 활동 속에, 그것도 상당히 안전한 방식으로 들어 있다고 말한다면 당신은 아마 깜짝 놀랄 것이다. 한 예로, 세포 내 미토콘드리아mitochondria(산소를 사용하여 세포에 필요한 에너지를 만들어내는 세포소기관 - 옮긴이)의 밀도와 수를 증가시켜 에너지 공급량을 늘려주는 운동들이 진짜 있다. 게다가 에너지가 많다는 건 좀 더 깨어 있고 좀 더 힘 있는 상태, 좀 더 나은 수행능력을 갖춘 상태라는 것이고, 그 덕분에 삶의 즐거움도 더 많이 경험하게 된다는 걸 의미한다. 그런데 이러한 '미토콘드리아 트레이닝'이 딱 4초밖에 필요하지 않다는 사실을 아는가? 단 4초! 적절한 시간 동안 행하는 적절한 강도의 적절한 운동은 진정한 기적을 불러일으킬 수 있다. 이게 바로 게으른 사람들을 위한 바이오해킹이다. 게다가 이 책의 주제에 우리를 한 발짝 더 가까이 데려가준다.

물론 바이오해킹에도 다양한 중재 기법이 존재한다. 유전자 치료 주사와 (콜레스테롤 수치가 높을 때 아주 효과적인) 브라질 호두 한 움큼을 즐겁게 먹는 행위는 번지수가 아예 다르다. 자기 자신을 얼마나 최적화하고 싶은지, 그리고 어떤 노력을 얼마나 기울일지는 스스로 결정해야 할 사안이다.

자기 건강은 자기 손으로 직접!

바이오해킹을 시도해보기에 앞서 우리가 얻는 이득이 뭔지 알고 싶을 것이다. 빙빙 둘러 이야기할 필요도 없다. 우리 몸을 좀 더 건강하게 만들어줄 뿐만 아니라, 다음의 질환들이 발병되는 걸 예방해주거나 최소한 이 질환들에 긍정적인 영향을 미칠 수 있다.

- 고혈압
- 과체중
- 정맥 약화
- 골다공증
- 요통
- 우울증
- 감염에 대한 민감성
- 치매

- 당뇨
- 동맥경화증
- 천식
- 관절통
- 기타 만성질환
- 불면증
- 몇몇 암질환

학술적으로 증명된 운동법들을 이제부터 만나보게 될 것이다. 그런데 중요한 건 이 모든 걸 실행해줄 수 있는 운동법이 딱 하나만 존재하는 건 아니라는 사실이다. 운동은 언제나 복합적으로 작용하며, 무엇보다 꾸준히 계속해야 한다. 게으른 사람들을 위한 건강법은 늘 함께해야 한다. 평생.

이렇게 한번 생각해보자. 사무실 책상 앞에서 하루 대부분을 보내고, 버스나 지하철 혹은 자동차로 출퇴근하며, 저녁에는 넷플릭스 시리즈를 즐겨 시청한다. 건강에 유익한 효과를 보자면 일상생활 속에서 얼마나 더 많이 부가적으로 움직여야만 하는 걸까?

콜레스테롤 수치를 낮추기 위한 견과류 섭취

약 없이 콜레스테롤 수치를 낮추고 싶은가? 그렇다면 우선 견과류로 시작해보자. 연구들에 따르면, 견과류를 하루에 70g만 먹어도 전반적인 콜레스테롤 수치는 대략 5% 정도, 몸에 좋지 않은 LDL(저밀도 지단백) 콜레스테롤 수치는 8% 가까이 낮출 수 있다. 맛도 좋은데, 참 괜찮은 음식이지 않은가?

운동과 신체 활동에 관한 WHO의 권장 사항

건강을 위협하는 요소들과 건강에 도움을 주는 행동 방식이 궁금하다면 세계 보건 기구WHO가 아주 좋은 출처다. WHO는 그동안 활동의 적정량에 대한 질문을 많이 다루어왔다. 그런 질문들에 대해 의사들과 연구자들이 합의하고 권장 사항을 공식적으로 발표하기 위해 한자리에 모여 연구들을 평가하고 서로 토론하며 논쟁도 벌였다. 이때의 핵심은 다양한 관점이 아니라 명백한 증거다. WHO는 사람들을 매력적으로 보이게 하고 싶어 하는 몇몇 헬스 트레이너들의 의견을 전달하지 않는다. 식스팩 벨트 같은 걸 팔려 하지도 않는다. WHO는 데이터들을 수집해서 평가하고 분석한 다음, 그 결과들을 바탕으로 권장 사항을 발표한다.

운동과 신체 활동에 관한 WHO의 권장 사항은 이렇게 요

WHO는 건강을 위해 적당한 강도의 활동은 매주 150분, 높은 강도의 활동은 매주 75분으로 권장하고 있다.

약된다. 적당한 강도의 활동은 매주 150분, 높은 강도의 활동은 매주 75분. 자, 이제 등을 뒤로 기대고 숨을 깊게 들이마시자. 이 합의 사항을 우리 일상생활 속에서 활용하려면 이것을 평가하기에 앞서 우선 하나하나 자세히 살펴볼 필요가 있다. 미리 말해두자면, 나는 WHO의 권장 사항이 좀 문제 있게 표현되었다고 생각한다. 내가 보기엔 어렵다. 하지만 이에 관해서는 나중에 더 자세히 알아보자. 우선은 '적당한 강도의 활동'이 뜻하는 바가 무엇이고 '높은 강도의 활동'과는 어떻게 다른지 살펴보자. 그래야 WHO의 공식적인 권장 사항을 우리가 따를 수 있다.

조깅이 넷플릭스 시청보다 8배 더 힘들다

우리의 모든 활동은 스포츠 의학적으로 '대사당량metabolic equivalents', 소위 MET에 따라 강도별로 등급화할 수 있다. 여러 다양한 활동을 MET 기준으로 비교하는 것이다. 일상생활에 정말 중요한 측정값, MET! 환자들이 내게 자주 하는 질문이 있다. "어떤 게 에너지 소비량이 더 많을까요? 자전거 타기? 아니면 조깅?" MET를 알면 이 질문에 대한 명확한 답이 나온다.

MET의 학문적 의미는 안정시대사율resting metabolic rate에 대한 활동시대사율exercising metabolic rate의 비율 관계다. 달리 표현해보자. 소파에 누워 넷플릭스를 보면(안정시대사율), 활동시대사율(소파에 누워 있기)과 안정시대사율은 일치한다. 즉, MET는 정확하게 1이다. 이제 소파에서 일어나보자. 그러면 신진대사가 촉진된다. 다시 말해, 활동시대사율과 더불어 MET가 상승하게 된다.

WHO의 권장 사항에 따르면, 적당한 강도의 활동은 3~5MET, 높은 강도의 활동은 최소 6MET 이상으로 정의된다. 정말 속상한 일이 아닌가! 소파에 누워 과자 봉지를 집는 행위는 아무리 요란하게 해도 3MET이 안 되기에 150분으로 계산 가능한 활동들 축에 끼

정확하게 알고 싶은 게으름뱅이에게

에너지 소비량, 자동차에만 중요한 게 아니다

일반적으로 사람들은 1MET 활동에 자신의 몸무게 1kg당 매 시간 딱 1kcal를 소비한다. 즉, 몸무게가 70kg인 사람이 1시간 동안 소비하는 열량은 70kcal인 셈이다.

지도 못한다. 그렇다고 WHO의 권장 사항을 어떻게든 다 채워보겠다고 우리 모두 운동선수가 될 필요는 없다. 나 역시 운동 종류들을 제외하고는 주로 '야심 가득한 게으름뱅이들'(압박은 좀 덜어주면서 재미는 훨씬 더 많이 선사해주는 표현 아닌가? 어디까지나 즐겁기 위한 것이기도 하니까)에 관해 이야기할 거다.

뒤에 나오는 표를 보자. 첫 번째 표는 3~5MET인 적당한 강도의 활동들 예시다. 우리가 희망하는 주당 150분 달성을 위해 표에 언급된 활동들이나 그것과 견줄 만한 활동들을 WHO 점수로 변환할 수 있다. 그런데 높은 강도로 활동하려면 노력도 좀 더 필요하고 땀도 제대로 흘려야 한다. 아래에 있는 두 번째 표를 보면 높은 강도의 활동들에는 뭐가 있는지 알 수 있다.

흥미로운 건 자전거 타기다. 이를 보면, 똑같은 활동도 적당한 혹은 높은 강도의 활동이 될 수 있다는 게 확실해진다. 많은 사람이 평상시에 천천히 자전거를 탄다. 이는 적당한 강도의 활동이다. 그런데 페달을 좀 더 밟아대며 속력을 내게 되면 한순간 높은 강도의 활동으로 확 바뀌어버린다. 이때 맞바람이라도 불어주면 금상첨화다. 모든 게 완벽하다.

자, 높은 강도에 이르려면 제대로 된 노력을 기울여야 한다는 사실을 이제 알게 됐다. 게다가 우리는 시간도 절약할 수 있다. WHO에 따르면, 이렇게 강도 높은 활동들에는 150분이 아닌 75분만 필요하기 때문이다.

얼마나 힘들어야 힘든 거야?

적당한 강도의 활동들(3~5MET)[1]

평지에서 걷기(시속 5.5km 정도)	4MET
평지에서 걷기(시속 6.5km 정도)	5MET
잔디 깎기	4MET
땔감 옮겨 쌓기	5MET
수영(운동 목적 아님)	4MET
춤	4MET
필라테스	4MET
탁구	4MET
승마(말 아닌 기수)	4MET
골프(카트 없이)	4MET
테니스	5MET
평지에서 자전거 타기(시속 16km 이하)	4MET

얼마나 힘들어야 '진짜로' 힘든 거야?

높은 강도의 활동들(6MET 이상)[2]

경사가 보통인 곳에서 보통 속도로 산행하기	7MET
평지에서 달리기(시속 8km 정도)	8MET
평지에서 달리기(시속 9.5km 정도)	10MET
눈 치우기	7MET
수영(운동 목적)	10MET
수중 에어로빅	8MET
평지에서 자전거 타기(시속 20~23km 정도)	8MET
평지에서 자전거 타기(시속 24~25km 정도)	10MET

두 배로 힘들면
두 배로 건강할까?

WHO 권장 사항의 첫 번째 문제가 바로 여기에 있다. 내가 보기엔 그렇다. WHO가 제시한 150분과 75분이라는 시간을 보면 (적어도 기분상으로는) 다음과 같이 표현할 수 있겠다. "높은 강도의 활동은 적당한 강도의 활동보다 두 배로 가치가 있다. 결국엔 시간이 절반밖에 안 든다." 하지만 이런 결론은 엉터리다! 높은 강도의 활동이 건강에 주는 이점들은 적당한 강도의 활동과 비교하자면 몇 배 이상이다. 비율로 따지자면 2:1이 아니라 4:1에 가깝다![3]

잠깐 정지! 이는 너무도 중요한 정보이므로 좀 더 자세히 다뤄봐야 한다. 지금부터 나는 산통을 깨는 사람, 교관, 소파 월드컵에 출전하는 게으른 카우치 포테이토들Couch-Potatoes(소파에서 감자칩을 먹으며 뒹굴뒹굴하는 만사가 귀찮은 사람들 - 옮긴이) 대표팀 감독의 연기를 잠시 하겠다. 편안한 안전지대를 벗어나 현실을 직시해보자. 나는 이렇게 외칠 거다. "땀 흘리는 건 좋은 거야! 최선을 다해!" 가끔 자신의 한계를 넘어보는 건 중요하다. 많은 힘을 들이며 높은 강도로 활동할 때 우리 몸에서 일어나는 프로세스는 적당한 강도의 활동 때와는 완전히 다르다. 가끔 찡찡거려보기도 해야 한다. 식은 죽 먹기, 그걸로는 부족하다!

고강도 운동이
게으름뱅이에게는 딱이다

높은 강도의 활동은 우리 건강에 중요하다. 더군다나 강도
가 좀 더 낮은 활동을 그저 좀 더 오래한다고 해서 이를 쉽게 대체할 수
도 없다. 아무리 오래 산책한들, 아무리 오래 천천히 자전거를 탄들 조
깅이나 사이클 경기와는 결코 비교가 안 된다. 자동차를 조금 멀리 주
차하고 나머지 거리를 걸어가면 몸에는 물론 좋다. 하지만 그게 강도
높고 힘든 활동을 대체하지는 못한다. 최적의 건강 상태를 위해서는
둘 다 필요하다. 적당한 강도의 일상 활동뿐 아니라 이마에 땀이 흐르
고 숨이 거칠어지며 근육이 부들부들 떨리는 순간들 말이다.

땀을 뻘뻘 흘리게 하는 고강도의 운동이 우리 건강에 더
큰 효과가 있다는 정보에는 가지각색의 결론들이 도출된다. 운동 및
다양한 활동이 미디어에서 요즘 어떤 평가를 받고 있는지를 접해보게
되면 완전히 다른 이미지가 그려지기 때문이다. 미디어에서는 일종의
안락한 세상이 제시될 때가 많다. 거기서는 저녁에 산책하는 것조차 엄
청난 부담이 되고, 독자나 관중이 그렇게 믿게끔 만든다. 엘리베이터

게으른 자들을 위한 막간의 팁

짧고 굵게! 그 효과는 엄청나다.

대신 계단을 이용하는 건 구원을 위한 제1계명이다. 어쨌든 '뭔가를 해
냈고 이로 인해 기분이 좋다는 사실'은 높은 배당률과 판매율을 가져오
지만, 현실을 정확하게 반영하고 있지는 않다.

자, 이제 스릴러식 설명은 그만! 고강도의 운동은 적당한
강도의 운동보다 우리 건강에 훨씬 더 큰 효과를 가져오며 시간도 덜

우리 게으른 자들이 꼭 알고 있어야 하는 것들

우리가 그토록 자주 잘못 판단하는 이유

TV에 출연하는 의사로서 나는 잘 안다. 잘 만들어진 TV 프로그램에서 운동은 악마에
게 뿌려대는 성수 같다. 주로 너무 힘든 활동보다는 특정 식품이 우리 몸에 미치는 효
과만 이야기해댄다. 그런데 다이어트와 체중 감량에 관한 사안일 경우 우리 머릿속에
떠오르는 건 지금보다 더 많이 움직여야 한다는 사실이다. 운동은 축구 경기나 스포츠
쇼를 TV로 시청하면서 거의 수동적으로 이루어진다. 운동은 다른 사람들에게나 해당
하는 소리이고, 우리는 전문가들에게 맡겨둘 뿐이다.

어쩌면 내가 아주 비관적으로 생각하는 것일 수도 있다. 나도 안다. 우리 가운데 다수
가 취미로 운동을 즐기고 있고 아주 잘 계획해서 실행해 나가고 있다. 그렇지만 일반
대중은 자신의 운동 실력뿐만 아니라 하루 동안 자신이 하는 활동들을 잘못 평가하고
있다. 우리는 대개 우리의 활동 수준은 과대평가하면서, 음식을 먹고 얻게 되는 칼로
리나 그것이 체중과 건강에 미치는 엄청난 영향에 관해서는 과소평가하고 있다. 매일
아침 병원까지 최소 10km를 달리면, 내 신장 및 체중과 비례해볼 때 약 600kcal가 소
모된다. 그런데 빅맥 하나가 대략 500kcal다. 그것도 음료수와 감자튀김을 안 먹었을
때 이야기다. 그리고 한 가지 분명하게 말해둘 게 있다. 귀를 쫑긋 세우시라. 10km를
달리는 것보다 햄버거 하나를 먹어치우는 속도가 더 빠르다.

걸린다. 이는 아주 멋진 정보다. 어마어마하게 엄청난 결과를 얻어내는 데 훨씬 더 적은 시간이 필요하다니, 이것이야말로 게으른 사람들을 위한 건강법이 아니겠는가! 게으르다는 건 땀 한 방울 흘리지 않는 게 아니라 시간을 덜 쓴다는 의미다. 그렇지만 이는 나중에 더 자세히 알아보고, 우선 적당한 강도의 활동에 관해 알아본 다음 그것이 우리의 건강을 어떻게 향상할 수 있는지를 살펴보자.

6 좀 더 건강하게 살아갈 방법

숲길을 벗어나 도시 진입로에 들어서면서 나는 그날 하루를 계획한다. 나의 하루는 기나긴 상담들로 시작된다. 다양하게 많은 환자를 만나게 될 것이다. 시간 절약을 위해 나는 여러 개의 상담실을 활용한다. 그러니까 환자 한 명을 보고 다른 방으로 들어가 다른 환자를 만난다.

이런 호사로움을 독일의 모든 근로자가 누리고 있는 건 아니다. 많은 이가 사무실 컴퓨터 앞에서 몇 시간이고 계속 앉아 있다. 그리고 이렇게 앉아 있는 행동은 우리 몸에 치명적인 해를 입힌다. 우선 오랫동안 앉아 있으면 요통이 생긴다. 우리의 운동 체계는 움직이도록 만들어졌다. 그렇지 않으면 추간판 같은 조직들이 힘을 얻을 수가 없다. 근육들에는 움직임이 필요하다. 힘줄은 당김을 필요로 하고 뼈는 눌러줘야 한다. 이러한 작용들이 몇 시간째 이루어지지 않으면 무조건 문제가 생기게 되어 있다.

또한 우리의 신진대사 작용에도 신체 활동이 필요하다. 아주 흥미로운 연구가 하나 있다. 연구 결과에 따르면, 장시간 앉아서 활동한 사람들의 혈당치는 당뇨병 환자들과 같은 수준이었다. 그런데 이러한 대사 불균형은 규칙적으로 일어나 잠깐 몸을 움직이면 다시 정상화할 수 있다.

내 혈당 수치를 높인
뜻밖의 범인

얼마 전, 나는 궁금증을 견디다 못해 작은 바늘 하나로 조직 내 혈당 수치를 지속해서 측정하는 칩 하나를 내 피부에 붙여보았다. 그것은 찰나의 시간 차이를 두면서 당뇨병 환자들이 자신에게 꼭 필요한 인슐린 양을 측정하기 위해 규칙적으로 재야 하는 혈당치를 알려준다. 이 칩은 혈당량을 2분마다 측정해서 그 결과를 스마트폰으로 전송해준다. 하루 동안 일어나는 당 대사 활동을 평가하는 놀라운 방법이다! 당뇨병이 없는 건강한 사람에게도 좋다. 그래서 나는 어떤 음식이 내 혈당 수치를 바꾸는지 알아내고자 이 칩을 피부에 붙였다. 솔직히 말해 내가 좋아하는 초콜릿이 정말로 내게 문제가 되는지 제일 먼저 알고 싶었다. 그런데 초콜릿과는 전혀 상관없는 아주 놀라운 사실 한 가지를 이미 첫날부터 접하게 됐다. 채식주의자를 위한 케밥을 먹고 나니 내 혈당 수치가 상승했다. 그것도 내 당뇨병 환자들에게서 나 볼 수 있었던 수치만큼 올랐다. 나는 깜짝 놀랐다. 어쨌건 나는 정상 체중에, 운동을 즐기며, 지금껏 혈당치와 관련된 어떠한 문제도 없었다. 게다가 케밥은 내 신진대사 활동을 불균형하게 만들 거라 예상했던 설탕 덩어리가 아니었다. 이 케밥과 같은 음식들로 내가 얼마나 오랫동안 내 몸을 상하게 했는지 궁금할 정도였다.

호기심이 발동했다. 나는 케밥 속 재료들 가운데 무엇이 내 몸을 상하게 하는지 알아내고자 하나하나 골라 먹어보았다. 그 결과, 채소나 소스가 아닌 빵이 문제였다! 그러니까 이 동글납작한 빵이 내 혈당치를 엄청나게 높였던 거다. 이 실험을 나는 다른 몇몇 환자에게도 해보았다. 놀랍게도 어떤 이들에겐 빵이 전혀 문제 될 게 없었고, 어떤 이들에겐 나처럼 혈당치가 확 올라가는 문제들이 나타났다.

즉, 다양한 음식에 대해 아주 다양한 반응이 나타나는 만큼 신진대사 활동도 사람마다 다른 것이다. 음식 섭취는 완전히 제각각이다! 나는 앞으로 이 빵과 케밥을 어떻게 해야 할지 고민했다. 나는 빵을 좋아하고, 코너에 있는 터키식 식당도 좋아한다. 그렇기에 어떤 벌도 안 받으면서, 그러니까 혈당치를 천문학적인 수치로 높이지 않으면서 계속해서 케밥을 먹을 방법을 고심해보았다.

해결책은 신체 활동이었다. 뭐, 다른 방법이 있겠는가. 조직 내 혈당치를 측정해주는 칩 덕분에 나는 식후 20분 정도 편하게 산책하면 혈당치의 과도한 상승을 막을 수 있다는 사실을 알게 됐다. 섭취한 칼로리를 본래의 목적인 에너지 공급으로 연결하는 것이다. 앉는 행위는 또 다른 흡연 행위라고도 말한다. 종일 사무실에서 컴퓨터 앞에 앉아 움직이지 않았다면, 거기다 과자까지 집어 먹었다면 우리 몸은 엄청나게 상한다. 그날 잃은 것들을 저녁에 만회하는 것도 쉽지 않다.

케밥을 먹은 뒤에 올라간 내 혈당 수치는 결국엔 혈당 내 인슐린 수치 증가로 이어졌다. 이 호르몬은 무엇보다 효과적인 지방 소모를 방해하고 최종적으로는 체중 증가로 이어지게 한다. 산책이라는 신체 활동으로 혈당치를 스스로 조절하게 되면 인슐린의 과도한 증가를 방지할 수 있다. 즉, 산책으로 내가 섭취한 탄수화물의 칼로리만 소모하는 게 아니라 차단됐던 지방 소모도 활성화되는 것이다.

그러니 자신의 신진대사 활동에 영향을 미치는 건 중요하다. 운동하기로 정해놓은 특정 시간대에만 그래선 안 된다. 음식 때문에 혈당치가 폭발적으로 상승한다면, 몇 시간 뒤가 아니라 지금 당장 손을 써야 한다.

우리에겐 보다
다양한 활동이 필요하다

다양한 활동은 두 부류로 분류되어야 한다. 우선 우리에게는 이른바 '형식적인 활동'이 필요하다. 여기에는 계획된 장거리 달리기, 탁구 게임, 친구들과 함께 저녁에 즐기는 볼링, 저녁에 참여하는 수중 에어로빅 그룹 수업 등이 해당한다. 이와 차이를 두는 게 바로 우리가 온종일 행하는 '형식적이지 않은 활동'이다. 예를 들어, 주차한 곳에서 회사까지 걸어가기, 1층까지 계단 이용하기, 나 같은 경우엔 환자마다 상담실 바꾸기 등이 있겠다.

우리는 형식적인 활동과 비형식적인 활동이 모두 필요하다. 줄담배를 피워대는 사람이 저녁에 한 번 공원에서 깊게 숨을 들이마셔본들 별다른 도움을 못 받듯, 온종일 사무실에 앉아 있던 사람이 저녁에 철인3종 훈련을 시작해도 그렇게 도움이 되지는 않는다.

'형식적이지 않은 활동'이란 근육과 심혈관계를 촉진하기에 기본적인 에너지 이상이 요구되는, 즉 1MET 이상이 필요한 활동을 말한다. 이에 반해 계획적이고 구조적인 활동인 '형식적인 활동'은 건강을 향상하거나 최소한 건강을 유지하는 데 그 목적이 있다. 좀 더 높은 강도로 행하면서 자신에게 약한 부분을 증진하는 데 초점을 맞춘다. 앞에서 말했듯이 훈련은 언제나 불충분한 것들에 대한 연습이다.

게으른 자들을 위한 막간의 팁

우리에겐 부드럽고 강한 것 둘 다 필요하다!
건강에 최적의 효과를 보려면 하루 동안 꾸준히 행하는 활동과 특정 시간대에 고강도로 행하는 운동, 이 두 가지가 모두 필요하다.

이러한 불충분한 것들을 우리는 형식적인 활동의 범주 내에서 다루어
야 한다.

엄청난 게으름뱅이라면
프리스타일로!

게으른 사람들을 위한 건강법의 주된 콘셉트 중 하나는 운
동, 식습관, 휴식 등과 상관없이 프리스타일(형식적이지 않은 활동)과
부스터(형식적인 활동)로 구분하는 것이다. 중재안은 늘 각기 다른 양
의 범위에서 이루어지고 완전히 다른 효과를 가져온다. 그리고 우리에
게는 대개 이 두 가지, 그러니까 고용량과 저용량의 영역이 모두 필요
하다. 그런데 엄청난 게으름뱅이라서 둘 중 하나를 무조건 골라야 한
다면 프리스타일을 선택하길 바란다. 잠재적으로 봤을 때 가장 큰 성
과가 나타나는 건 프리스타일이다.

최소한의 노력으로 최대한의 성과를 거둔다. 기쁜 소식
아닌가? 하지만 좀 더 해보고 싶다면 부스터 영역으로 접근해봐도 괜
찮다. 적응할 때까지는 좀 고통스럽겠지만, 그 시간이 지나면 아주 많
은 재미를 느낄 것이다. 고강도의 운동이건, 앉아서 하는 명상이건 상
관없다. 그런데 조심할 게 있다. 베를린 시내이건 그 주변이건 끝도 없
이 달려대는 나를 봤듯이 부스터 영역은 사람을 중독시킬 수 있다.

반쪽짜리 진실로
만족하지 말자

미디어에서 우리는 차를 세워둔다거나 계단을 이용해야 한다는 소리를 접하게 된다. 좋은 소리이기도 하고, 옳은 소리이기도 하다. 하지만 프리스타일 영역에만 초점을 두고 있기에 반쪽짜리 진실에 불과하다. 형식적이지 않은 활동을 증가시킬 방법들은 끝도 없다. 한 예로, 책상 아래에 있던 쓰레기통을 방 다른 쪽으로 옮겨보자. 그렇게 해서 움직임을 좀 더 늘려 당신의 삶을 조금 더 힘들게 만들어보자. 일하는 동안 강제로라도 스스로 더 자주 일어나게 만들어보자. 아니면 주차를 할 때, 원래 가고자 했던 곳보다 한 블록 덜 가서 차를 세우자. 그리고 나머지 거리는 걷자.

이러한 방법들과 조언들은 좋을뿐더러 중요하기도 하다. 그렇지만 건강에 최적의 효과를 가져오기에는 역부족이다. 우리 같은 게으름뱅이들에게도 맞지 않다. 건강을 위한 최적의 효과를 만끽하려면 고강도의 활동도 필요하다는 사실을 기억할 것이다. 이유인즉슨, 고강도의 활동은 적당한 강도의 활동과는 한마디로 완전히 다른 신체 부위에 영향을 미치기 때문이다. 건강해지려면 둘 다 필요하다.

7 게으름뱅이를 위한 프리스타일 운동

이제는 달리기가 그렇게 힘들다고 생각하지 않는다. 그런데 오늘은 좀 다르다. 길이 끝도 없는 것 같고 다리도 아프다. 계속 달려야 할까, 아니면 그만둬야 할까? 이 고민이 내 머릿속에 확 틀어박혀 평상시 달리면서 자유롭게 뭔가를 상상하던 여유는 부릴 틈이 없었다. 내 방송에 한 번 초대됐던 유명한 스포츠 전문의가 이렇게 말한 적이 있다. "달릴 때 아프면 그만해야 합니다." 그의 말이 옳다면 나는 절대 달려서는 안 됐다. 달리기를 즐기는 사람이라면 그런 고통이 종종 올라온다는 걸 모두 잘 알고 있을 것이다. 중요한 건 '보통의 고통'과 '조직을 손상하는 고통'을 구분할 줄 알아야 한다는 사실이다. 이러한 구분은 자주, 그리고 오래 달릴수록 점점 더 잘 하게 된다.

그렇기에 나는 오늘도 계속해서 달리면서 모든 게 여전히 청신호인지, 아니면 내 몸이 곧 부스러지고 말지를 스스로 느껴보려고 노력했다. 그런 달리기는 별로 재미가 없지만, 러너들의 삶에서는 비일비재하다. '그냥 좀 더 천천히 달리지 뭐.' 이렇게 생각하면서 속력을 조금 줄여보았다. 그러자 기분이 바로 좋아졌다. '약골'이라는 단어가 계속 떠올랐다. 수년간 그렇게 뛰어왔으면서도 사람이 매일 최상의 능력을 발휘할 수 없다는 사실을 냉정하게 이해하지 못하고 있는 나 자신에게 화가 났다. 고강도의 노력은 중요하다. 그렇지만 늘 그런 건 아니다. 그렇기에 오늘은 '좀 더 강하게' 하기보다는 '좀 더 길게' 하는 날인 듯하다.

앞에서 우리는 운동과 신체 활동에 관한 WHO의 권장 사항과 연관지어 그 강도에 관해 살펴보았다. 적당한 강도와 고강도의 활동 사이에는 차이점이 존재한다는 걸, 그리고 우리의 건강과 평안을 위해서는 두 가지의 활동이 모두 필요하다는 걸 알게 되었다. 자, 지금까지는 활동의 강도에 관한 사안이었다. 이제부터는 그러한 활동들을 얼마나 해야 하는지, 그 시간에 관해 알아보자.

거리가
정말로 중요할까?

150분짜리 보통의 스포츠 활동, 아니면 75분짜리 강한 스포츠 활동이 WHO가 바라는 거다. 그런데 보통의 스포츠 활동을 120분만 한다면 그건 무엇을 의미할까? 건강에 아무런 긍정적인 효과가 없는 걸까? 아니면 좀 더 극단적으로, 고작 5분만 운동한다면 어떨까? 이렇게 조금만 해도 긍정적인 효과가 있기는 한 걸까?

WHO의 권장 사항을 보면 첫눈에는 그렇게 이해되지 않는다. 내가 함께 이야기를 나눈 환자들은 150분 권장 사항을 긍정적인 영향이 드러나는 최소한의 경계점, 그러니까 모 아니면 도라는 식으로 이해하고 있었다. 아래 그래프로 표현해낼 수 있겠다.

그런데 신체 활동을 시작한 첫 순간에 우리 몸에 아무런 반응도 일어나지 않는다는 건 완전히 헛소리다! 건강을 위한 운동 및 신체 활동의 활용도를 설정해주는 명확한 경계선은 없다. 건강과 평안을 향해 우리를 이끌어줄 신체 적응 과정, 그 진정한 폭죽은 활동을

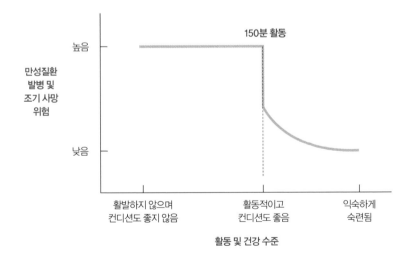

활동이 우리 몸에 미치는 영향을 잘못 이해한 프로세스[4]

시작한 순간부터 이미 터지기 시작한다. 이보다 훨씬 더 많은 의미가 WHO의 권장 사항에 담겨 있다.

이 최대 이득을 우리는 '아무것도 안 하기'와 '일어서기' 사이에서 얻게 된다(막대 표시 참고). 아래 그래프를 보면, 신체 활동이 처음 시작된 순간부터 우리 건강에 확연히 도움이 되고 있음을 알 수 있다. 그뿐만이 아니다. 비례적으로 보자면 활동이 많지 않더라도 그 유용성은 엄청나다! 소파에서 일어날 때 우리 몸에는 엄청나게 긍정적인 효과들이 부여된다. '아무것도 안 하기'와 '일어서기' 간의 차이는 이렇게나 엄청나다!

건강에 최고로 좋은 장점은 전문적인 운동 영역에서가 아

활동이 우리 몸에 미치는 영향의 진짜 프로세스[5]

만성질환 발병 및 조기 사망 위험

높음

낮음

건강 효과

비활동적인 사람들의 활동 및 건강 수준

활동이 증가하면서 감소하는 위험도 및 이에 따른 건강 효과

활발하지 않으며 컨디션도 좋지 않음

활동적이고 컨디션도 좋음

익숙하게 숙련됨

활동 및 건강 수준

게으름뱅이라는 허물을 벗을 필요는 없지만, 일어서기는 해야 한다

치사율을 낮추고자 마라톤을 뛸 필요도, 가까운 헬스장에 등록할 필요도 없다. 믿을 수 없겠지만 일어서는 것만으로도 충분하다! 즉, 우리는 너무 오랫동안 앉아 있다. 그저 조금만이라도 움직이기 시작하면 치사율을 20% 정도 낮출 수 있다. 최적의 운동 훈련을 하면 거의 40%까지 가능하다. 그냥 일어서기만 해도 그 최적의 운동 훈련이 주는 효과의 절반 정도를 얻어낼 수 있는 거다. 그렇기에 우리는 게을러도 된다. 적어도 조금은.

니라 실제 활동을 시작할 때 나타난다. '아무것도 안 하기'에 비해 '일어서기'는 치사율을 대략 20% 정도 낮춰준다. WHO의 150분 권장 사항을 따르면 31% 감소한다. 우리가 좀 더 많이 하려 할 때, 그리고 곡선의 최적 영역에 머무르게 될 때, 치사율은 최대 39%까지 감소한다. 이보다 더 나아가게 되면, 그러니까 전문 운동선수들이 머무르는 영역으로 들어가면 더는 장점이 없다. 되레 그 반대다. 신체 활동이 우리에게 피해를 줄 수도 있다.

　　　나는 WHO가 권장한 150분 활동을 아무것도 걸러내지 않고 그냥 바로 공고하면 포기할 사람들이 많다고 생각한다. 그들이 이러한 150분 활동을 자신의 일상생활 속에서 해낼 가능성은 한마디로 전혀 없다. 게다가 좌절할 수도 있고, 몸을 움직이거나 어떤 특정 운동 프로그램에 참여할 의욕조차 상실해버릴 수도 있다. 나이가 어떻

'컨디션이 좋지 않은 사람'에 비해 '컨디션이 좋은 사람'의 위험률 감소 정도[6]

위험	위험률 감소 정도
사망	31%
심혈관계 질환	33%
뇌졸중	31%
고혈압	32%
대장암	30%
유방암	20%
제2형 당뇨병	40%

든, 얼마나 센 활동이든 상관없이 누구나 신체 활동을 하면서 이점을 얻게 된다. 최소한의 활동 범주에서도 건강에 좋은 효과들은 있으며 각 개인의 치사율도 엄청나게 감소한다. 말했듯이 '아무것도 안 하기'에 비해 '일어서기'는 치사율을 20%나 감소시킨다. 물론 일 분 일 초가 이득을 주겠지만, 우선은 일어나고 봐야 한다는 걸 잊어서는 안 된다. 활동적인 삶의 방식과 비활동적인 삶의 방식, 바로 여기에서 최대 효과의 당락이 결정된다. 차이를 만드는 건 마지막 발걸음이 아닌 첫 번째 발걸음이다!

그런데 내가 환자들에게서 달성 불가능한 목표들을 기대한다면, 그들이 자기 삶의 방식을 바꾸는 일을 전혀 시작하지 못할 때 그렇게 놀랄 필요도 없다. 하지만 아주 유감일 것이다. 결국엔 얻을 게 엄청 많고 잃을 게 전혀 없다.

일상생활 속
프리스타일 운동

　일상생활 속에서 프리스타일 운동을 적당히 실천해 나가면서 힘들이지 않고 WHO가 권장한 150분을 채워보자. 우리 같은 게으름뱅이들이 이상적인 프리스타일 운동을 실천하고자 한다면 우선 살펴보아야 할 사항들이 몇 가지 있다.

　첫째, 프리스타일 운동은 일상생활에서 그렇게 힘들이지 않고, 땀도 그렇게 많이 흘리지 않아도 어렵지 않게 해 나갈 수 있다. 우리는 이 운동이 끝난 다음에도 여전히 편안하고 좋은 모습이기를 바라고 있다.

　둘째, 이 운동은 강도가 3~5MET이기 때문에 효과는 있되 과도하게 힘들지는 않다. 이보다 낮은 강도의 활동은 WHO가 권장하는 150분 운동에 해당하지도 않으며, 이보다 높은 강도의 활동은 더 의미 있는 일에 활용할 우리의 자원을 괜히 낭비하게 한다.

　셋째, 이 운동은 도구나 보조수단이 없어도 할 수 있다. 일상생활 속 물건들을 사용할 수 있다면 활용해도 되지만 꼭 그럴 필요는 없다.

　넷째, 가장 이상적인 건 이 운동이 우리의 일상생활에서 자동으로 기억된다는 것이다. 알람을 설정해놓을 필요도 없고, 운동 계획을 세울 필요도 없다.

자동으로 꾸준히 운동하기

프리스타일 운동에서 중요한 건 거의 자동으로 꾸준히 실천하는 것이다. 그래야 WHO가 우리한테 그토록 애타게 바라는 150분을 달성할 수 있다. 그러니 일상생활 속에서 이 운동을 최대한 자동으로 기억할 수 있게 노력해보자. 예를 들어, 나는 벽으로 하는 운동들을 화장실에 있을 때 매번 기억해낸다. 희한하지? 어쩌면 이 운동에 최적인 장소가 욕실인 데다 공공화장실에서도 할 수 있어서 그럴지도 모르겠다. 온종일 우리는 끊임없이 화장실을 가야 하기에 매주 150분은 놀이하듯 재미나게 채워 나가게 된다. 단, 손 씻는 걸 잊지 말자. 변기 좌대뿐만 아니라 화장실 벽에도 세균들이 득실득실하니까.

벽과 의자를 활용한 프리스타일 운동 몇 가지를 소개한다. 벽을 짚으면서 하는 막간의 푸시업부터 의자 위에서 팔과 가슴을 단련하는 방법 등 보기에는 지루해도 일상생활 속에서 쉽게 해볼 만한 유용한 운동들이다.

월 푸시업

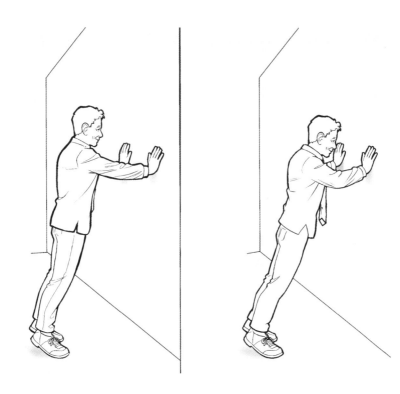

푸시업을 바닥에서 하려면 어딘가로 이동해야 하지만, 월 푸시업Wall Push-ups은 언제 어디에서든 손쉽게 할 수 있다. 벽은 어디에나 있다. 집에 있는 벽, 버스 정류장의 어느 벽, 친구네 방 벽, 숲속 나무(이 벽은 친환경적이기까지 하다) 등 모든 게 이상적인 훈련 기구가 된다. 많은 공을 들이지 않아도 엄청나게 다양한 활동을 할 수 있도록 해준다.

건강 효과

이 운동은 큰가슴근과 작은가슴근, 삼두근, 어깨 근육에 효과적이다. 직립보행에 중요한 심부 등 근육에도 도움이 된다.

제대로 하려면

① 양손을 어깨너비보다 조금 더 넓게 벌려 벽에 댄 다음, 등을 곧게 펴자.

② 발의 위치는 벽에서 멀수록 좋다. 초보자는 발가락 끝을 세울 정도의 거리면 되고, 숙련자는 발을 벽과 더 멀리하고 손은 바닥에 가깝게 밑으로 내려가면 된다.

③ 팔을 굽혀 상체를 벽 쪽으로 이동시키자. 이때 숨을 들이마시자.

④ 팔을 다시 펴면서 숨을 내쉬자. 팔꿈치는 완전히 펴지 않고 계속 이어서 동작을 하자.

⑤ 30초 동안 반복하자.

이때 중요한 건 가능한 한 등을 곧게 하면서 몸통의 안정된 근육들을 긴장시키는 것이다. 휘어져서 척추전만증이나 곱사등 같은 자세가 되지 않도록 주의하자.

월 푸시업의 매력은 운동의 강도를 스스로 조절할 수 있다는 거다. 허리를 펼수록 좀 더 쉬워진다. 90세를 훌쩍 넘긴 내 아버지조차 벽에서 선 채로 푸시업을 몇 개 하신다. 꾸준히 하고 계신다는 점도 좋다. 힘이 생기면 생길수록 팔을 점점 더 아래로 내릴 수 있게 되고, 우리가 푸시업이라고 하면 떠올리는 원래 자세에 점점 더 가까워지게 된다.

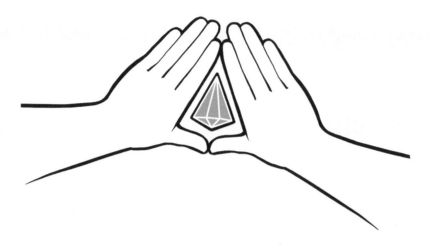

벽으로 운동하기
다이아몬드 푸시업

이 운동은 시간을 충분히 할애하면서 천천히 해보자. 몸을 굽히는 자세, 그러니까 벽에 가까워지는 자세에서는 벽을 밀어내는 행동보다 두 배 더 많은 시간이 소요되어야 한다.

건강 효과

이 운동은 복부, 등, 가슴, 엉덩이, 다리 근육 등 전신에 도움이 된다. 다이아몬드 푸시업은 우리 대부분에게 문제가 있는 곳, 바로 상박근에 특히 효과적이다. 평상시에 우리 몸을 그렇게 앞으로 쭉 내밀 일이 언제 있겠는가. 상박근을 쭉 펴는 행동을 학수고대해보자. 자, 다이아몬드 푸시업 대령이요!

제대로 하려면

① 가슴 높이에서 손을 벽에 대보자. 이때 손가락으로 다이아몬드 형태를 만들자.

② 이제 팔을 굽히면서 적당한 속도로 상체를 벽 쪽으로 이동해보자. 이때 숨을 들이마시자. 마지막엔 코끝이 벽에 거의 닿을 정도여야 한다. 팔꿈치를 최대한 몸통에 붙이며 바깥쪽으로 벌어지지 않게 유의하자. 가슴과 팔의 근육을 운동하려는 거다. 팔꿈치를 바깥쪽으로 벌리면 등에 무리가 가면서 완전히 다른 운동이 된다.

③ 다시 팔을 펴면서 몸을 일으켜 세우자. 그러는 동안 숨은 내쉰다. 하지만 관절을 모두 완전히 펴서는 안 된다. 바로 다시 몸을 굽히면서 다음 동작을 이어가자.

④ 30초 동안 반복하자.

팔에 있는 힘을 전부 쥐어짜자. 이와 동시에 다른 신체 부위들은 나무 널빤지처럼 꼿꼿하게 만들어보자. 그런 다음, 몸을 일으켜 세우고 의기양양하게 자신만만한 미소를 지으며 주위를 둘러보자. "여보세요, WHO! 150분 운동에 한 걸음 더 가까워졌죠?"라고 소리쳐도 좋다.

효과의 여부는 손의 위치에 따라 결정된다. 양손을 몸의 중간 정도 높이에 두는 것, 어깨너비로 벌리는 것, 또는 바깥쪽으로 훨씬 더 넓게 확 벌리는 것에 따라 효과가 다 다르다. 손을 가까이 모을수록 팔이 더 많이 긴장하게 되고, 손 사이를 벌릴수록 가슴 근육에 힘이 더 많이 들어간다. 손의 자세를 다양하게 바꿔가며 운동해보자. 자, 남자들이여, 가슴을 숨기려고 허구한 날 티셔츠를 만지작거리던 때는 지나갔다. 양손 사이를 벌려보자. 시작!

월싯

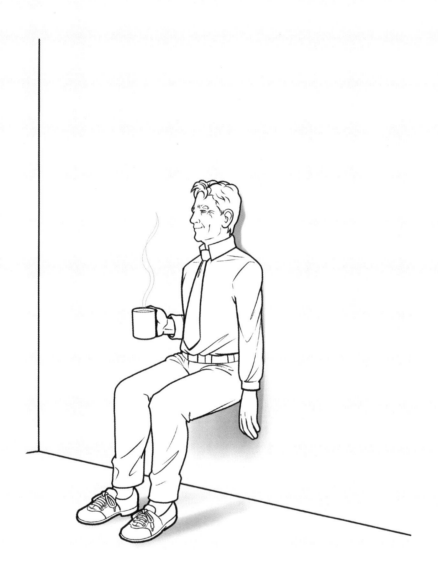

월싯Wall Sit은 진짜 최고의 운동이다. 우리 의사들은 앉는 행위를 좋게 여기지 않지만, 벽에 기대앉는 행동은 건강을 위한 진정한 터보 엔진이다.

건강 효과

이 운동은 거의 모든 신체 부위를 단련해주는데, 특히 등, 가슴, 복부, 다리, 엉덩이의 근육에 좋다.

제대로 하려면

① 벽에 등을 기댄 다음, 소위 앉는 자세가 될 때까지 천천히 내려가보자.

② 이상적인 방법은 의자는 없지만 마치 의자에 앉아 있는 것처럼 무릎을 90도로 세우는 것이다. 아직 그 정도의 힘이 없다면 조금 더 꼿꼿한 자세에서 시작해봐도 괜찮다.

③ 30초 동안 유지하자.

30초가 어느 정도냐고? 머릿속으로 '생일 축하합니다Happy birthday to you' 노래를 두 번 불러보자. 대략 그 정도가 30초다. 이 노래를 나는 개인적으로 '엉덩이 축하합니다Happy hintern to you'로 개사했다. 월싯을 하면 내가 이렇게 개사한 이유를 이해할 수 있을 것이다.

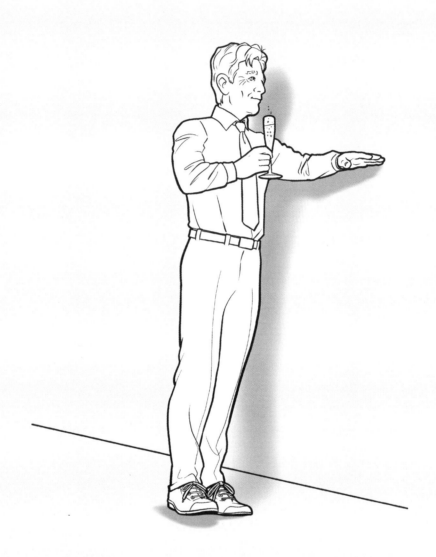

하루 중 얼마나 자주 편안하게 벽에 기대어 서 있는가? 분명 수차례 될 거다. 회의 중에 남들 몰래 한번 운동해보고 싶다면, 월 사이드 플랭크 Wall Side Plank를 시도해보자.

건강 효과

이 운동은 일상생활 속에서 바른 자세를 유지하고자 삐딱하게 서 있는 것이다. 복부 근육뿐만 아니라, 우리 몸을 지탱하며 몸 중심에 깊숙이 자리한 코어core 근육을 단련해준다.

제대로 하려면

① 벽에 기댄 다음, 평상시보다 좀 더 넓게 두 발을 벌려보자.

② 몸을 나무 널빤지처럼 꼿꼿하게 하려고 노력하자.

③ 계속해서 편안하게 미소 짓도록 노력하자. 그래야 직장 동료들이 당신이 지금 게으름뱅이들을 위한 운동 중인 걸 눈치채지 못한다. 그들은 나중에 그냥 당신의 복부 근육이 언제 그렇게 만들어졌는지 궁금해하며 놀라기만 할 것이다.

④ 30초 동안 유지하고, 몸을 일으켜 최대한 눈에 안 띄게 방향을 바꿔보자.

이 운동은 손이나 팔을 벽 아래로 기댈수록 더욱 어려워진다. 회의 중에 우연히 알게 된 것처럼 즉흥적으로 하자.

의자 스쿼트

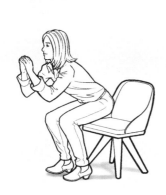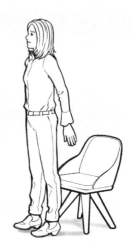

의자는 막간을 이용한 프리스타일 운동의 완벽한 훈련 파트너다. 집, 레스토랑, 사무실 등 어디에서건 상관없다. 의자는 우리 주변에 거의 항상 있다. 의자 운동은 거의 아무도 눈치채지 못하게 즐겁고 비밀스럽게 할 수 있다. 게다가 우리가 매일 사용하는 의자는 WHO의 150분 프리스타일 활동량을 채워 나가는 데 아주 이상적인 탄력을 제공해준다. 그러한 탄력의 한 예가 의자에서 일어나는 거다.

매번 앉았다가 일어나는 행동이 작은 운동으로 바뀌는 데는 그렇게 오랜 시간이 걸리지 않는다. 근육 당김이 얼마나 순식간에 올라오는지 금세 알게 될 거다. 좋았어!

건강 효과

이 운동은 허벅지와 엉덩이의 근육을 강화해준다. 심혈관계에도 활기를 불어넣고 싶다면 조금 더 빠르게 운동하면 된다. 또한 30초 뒤에 바로 그만둬서도 안 된다.

제대로 하려면

① 의자에서 일어나야 할 때 다시 곧장 자리에 앉아보자.

② 그리고 다시 일어서자.

③ 그리고 다시 앉자.

④ 앉았다 일어섰다 하는 행동을 30초 동안 반복하자.

⑤ 그동안 등은 꼿꼿이 세우고 근육은 긴장한 상태를 계속 유지하자.

⑥ 무릎이 발끝보다 앞으로 많이 나가지 않게 주의하자. 안 그러면 무릎 관절이 나갈 수 있다.

이 운동은 자신의 건강 상태에 따라 얼마든지 더 어렵게 만들 수 있다. 예를 들어, 허벅지와 엉덩이의 근육만 사용하도록 손의 도움은 전혀 받지 말자. 일어선 다음 곧장 의자에 앉지 말고 몸을 스스로 통제하며 천천히 조금씩 아래로 내려가보자. 숙련된 사람은 완전히 앉지 말고 앉는 부분 위에서 잠시 머무르기만 하자.

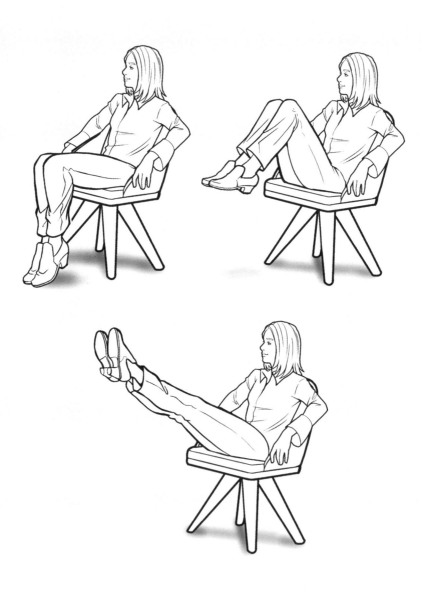

지난 몇 년간 복부 근육을 터무니없이 등한시했으면서 젊은 시절의 식스팩이 죄다 어디로 갔냐고 불평하는 중인가? 아니면 왜 평생 한 번도 가져본 적이 없는지 궁금해하고 있는가? 그렇다면 이 게으른 운동이 제격이다. 의자 크런치는 그냥 앉아서 할뿐더러 바닥에서 하는 크런치만큼 그렇게 힘들지도 않다.

건강 효과

이 운동은 등과 복부의 근육을 동시에 강화해주고 좌골 대퇴근을 늘려준다. 이 근육들은 몸을 앞으로 구부릴 때 늘 당기는 근육들이다.

제대로 하려면

① 의자에 앉은 다음, 두 다리를 오므리자.

② 다리를 구부려 올린 다음, 배 쪽으로 무릎을 당기자.

③ 다리를 앞으로 뻗은 다음, 다시 배 쪽으로 끌어당기자.

④ 30초 동안 반복하자.

의자에 몸을 완전히 기대지 않으면, 넘어질 위험 없이 몸의 균형감도 함께 단련할 수 있다. 이 운동은 온종일 반복해서 할 수 있다. 사무실, 부엌 식탁 혹은 오페라 하우스에서도 가능하다. 오케이, 오페라 하우스에서는 맨 앞 줄에서만 가능할지도 모르겠다. 그러려면 스타일을 갖추고 우아한 모습이어야겠지만 말이다. 흠, 고난도의 프리스타일이군.

의자 삼두근 딥

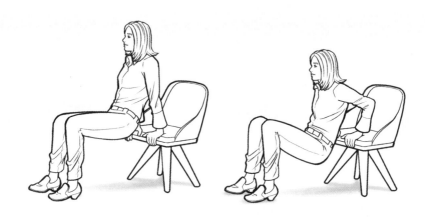

조금 쉬운 버전의 의자 삼두근 딥Dip이다. 발을 얼마나 앞에 두는가에 따라 무게를 조절할 수 있다. 의자 가까이 두면 쉬운 수준이고, 더 멀리 두면 "근육아, 기다려라. 내가 간다!"라고 외쳐도 좋다.

건강 효과

이 운동은 뻣뻣한 위팔과 가슴 근육에 도움이 된다. 몸을 그냥 천천히 밑으로 내려보내기만 하면 된다.

제대로 하려면

① (안정적으로 놓여 있는) 의자에 앉은 다음, 앉는 부위의 제일 끝부분을 양손으로

잡는다. 이때 손등이 앞을 향하게 한다.

② 자신의 훈련 상태에 맞춰 다리를 앞쪽으로 뻗는다. 그런 다음, 팔을 살짝 구부리고는 엉덩이가 공중에 뜰 때까지 의자 앞쪽으로 서서히 미끄러져 나간다.

③ 이제 계속해서 팔을 구부려서 엉덩이가 바닥을 향해 내려가도록 하자. 이때 등은 곧게 유지하자. 숨 쉬는 것도 잊지 말자.

④ 엉덩이가 충분히 내려갔다 싶으면 다시 위로 올라오자. 자, 팔을 뻗은 다음, 처음 시작 자세를 취하자. 그렇지만 팔꿈치는 완전하게 펴지 않도록 하자. 관절을 보호해주며 운동 효과도 더 높여준다.

⑤ 30초 동안 반복하자.

의자로 운동하기

전문가 버전의 딥

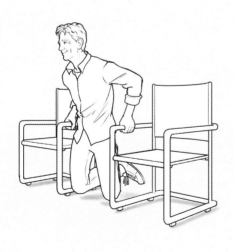

전문가 버전에서는 의자 두 개로 철봉을 만든다. 이때 우리의 모든 체중이 팔에 실리게 된다. 우리 가운데에 있을 아놀드 슈왈제네거를 위하여!

의자 플랭크

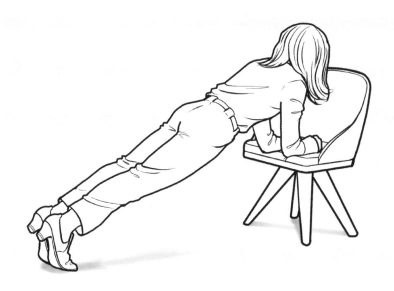

이 운동은 벽으로 하는 플랭크가 충분하지 않을 때 하면 정말 유용하다. 이 운동을 꾸준히 할 수 있는 사람은 요통으로 고생할 일이 별로 없을 거다. 이 운동이 쉬워 보여도 절대 과소평가해서는 안 된다.

건강 효과

플랭크는 사실 전신 운동이다. 무엇보다 코어와 등에 좋다.

제대로 하려면

① 의자 앞에서 몸을 웅크린 자세를 취한 다음, 양팔을 의자의 앉는 부분에 놓자.

② 몸이 나무 널빤지처럼 쫙 펴질 때까지 종종걸음으로 몸을 천천히 아래로 내리자.

③ 긴장을 유지하며 엉덩이가 아래로 처지지 않게 주의하자.

④ 30초 동안 유지하자.

어느 운동이나 그렇듯 프리스타일 운동에서도 자신의 현재 훈련 상태에 맞춰 강도를 조절하는 게 중요하다. 할 수 있을수록 점점 더 훈련 강도를 높이자. 한 가지 사실을 기억하자. 훈련이란 충분하지 못한 걸 연습하는 것이다. 자신의 안락지대를 아주 살짝 벗어나보자. 최소의 노력으로 최대의 결과물을 얻게 될 것이다. 언젠가는 벽에서 하는 운동들만으로 충분하지 않게 될 것이다. 한마디로 너무 쉬워지게 될 거다. 그렇게 되면 의자에서 버티는 운동이나 푸시업으로 넘어갈 수 있다. 바닥에 점점 더 가까워질수록, 몸을 점점 덜 세우게 될수록, 팔다리와 몸통의 근육들도 점점 더 많이 필요로 하게 될 것이다. 게으른 사람들을 위한 건강법은 좀 더 까다로워져도 괜찮다.

8 몸 근육이 건강에 중요한 진짜 이유

　　우리 활동들과 관련하여 WHO가 장려한 시간과는 전혀 무관하게 운동은 그 자체로 아주 재미있을 수 있다. 시간을 계산하지 않아도 나는 매일 숲속, 들판, 도시를 가로지르며 달리는 게 즐겁다. 활동적인 게 그냥 좋다. 나는 베를린의 엄청난 도로 정체를 피하고자 골목길로 들어선 다음 작은 갓길을 이용한다. 어떤 연구 결과에 따르면 도시에서 달리는 건 미세먼지 때문에 건강에 좋지 않다고 한다. 나도 그 연구를 읽었고, 화가 났고, 그래서 그냥 무시해버렸다. 의사들은 대개 이성적인 사람들일 거라고 생각한다. 나는 학술 연구들이 내 목적에 들어맞지 않으면 이를 반박하는 내용을 담은 다른 연구들을 오랫동안 찾아본다. 그리고 대개 그런 연구들을 찾아냈다. 그런데도 퇴근길의 정체된 도로 한가운데를 달릴 때면 기분은 살짝 좋지 않다. 유감스럽게도 우리가 아무리 필요로 한다고 해도 숲이 늘 우리 곁에 있는 건 아니니까.

150분간의 신체 활동을 매주 하면 좋겠지만 꼭 그렇게 할 필요는 없다. 건강에 좋은 유용성은 첫 순간부터 시작되며, 이때 이미 치사율 20% 감소 효과가 나타날 정도로 아주 강력하다. 완전히 희소식이다! 그리고 이러한 신체 활동들은 한번에 몰아서 안 하고, 하루 동안 나눠서 해도 된다. 비구조적이고 비형식적인 일상 활동들의 프리스타일로. 게다가 우리가 원하면 정식 훈련처럼 부스터 스타일로도 변형이 가능하다.

움직이고만 있는가, 운동하고 있는가

병원 가까이에 다다랐을 때 달리는 속력을 줄이며 문득 이런 생각을 했다. '내 달리기는 어디에 속할까?' 달리기는 이제 내 삶의 루틴이 되었기에 더는 정식 운동으로 생각하지 않는다. 나한테는 프리스타일이며 일상 속 삶의 즐거움을 표현하는 수단이다. 자전거로 출퇴근하는 많은 이에게도 상황은 비슷할 것이다. 이건 그냥 움직임일까, 아니면 운동일까?

고강도의 신체 활동과 부드러운 신체 활동이 우리 몸에 미치는 건강 효과는 완전히 다르다는 사실을 앞에서 확인해보았다. 두 활동의 유용성은 4:1의 차이를 보인다. 하지만 중요한 건 부드러운 신

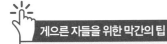

체 활동은 특정 시간대뿐만 아니라 하루 내내 해야 한다는 사실이다. 이점을 꼭 기억해두자.

점심으로 케밥을 먹었으면 저녁에 이를 다 소모해내지는 못한다. 그래서 나는 그다음 날 아침에는 부스터 활동 수준으로 달려야 하고 출근길에 1시간 운동을 했음에도 나머지 시간 동안 계속해서 프리스타일 운동들을 적극적으로 해야 한다는 사실을 기억하자고 다짐했다. 그렇기에 내가 거둔 성공에 자만할 수 없었다.

이게 게으른 사람들을 위한 건강법처럼 안 들린다고 말할 수 있다. 하지만 앞서 언급했던 바이오해킹의 사례를 다시 한번 마음에 새겨보자. 누구나 건강 및 삶에 대한 자기만의 목표와 바람을 가지고 있다. 소파에서 일어나기와 공원 산책은 우리의 건강을 좋게 해주고 예정보다 일찍 죽을지 모를 위험을 적어도 20% 정도 줄여주는 최고의 방법이다. 여기까지는 희소식이다.

그런데 우리가 조금도 더 바라지 않는다면 일상생활 속 바이오해커들이 아니지 않겠는가! 게다가 건강을 위한 또 다른 장점들을 우리의 삶 속으로 엄청나게 가져올 수도 있다. 그것도 아주 약간의 노력만으로 말이다. 사망률만 낮출 수 있는 게 아니다. 전체적으로 활력이 더 생기고, 더 영리해지고, 능률도 더 올라갈 수 있다. 그 가운데 가장 최고는 이러한 효과들을 얻겠다고 전문 운동선수가 되거나 훈련장에서 몇 시간이고 빙빙 돌아댈 필요가 없다는 사실이다. 이러한 장점들을 우리 각자에게 맞게 활용하려면 어떠한 이상적인 방식으로 우리의 몸을 자극해야 하는지만 정확하게 알고 있으면 된다. 즉, 우리의 신진대사 활동에 영향을 미치고, 호르몬 조절 능력을 향상하고, 근육을 키우고, 심혈관계 기능을 개선하고, 마음을 안정시키기 위해 우리는 일반적인 일상의 활동들 외에도 특정 목표에 초점을 맞춘 부스터 운동들을 필요로 한다.

목표가 정해진 운동이 더 가치 있다

특정 목표가 정해진 운동 및 자극은 우리 몸의 주된 조절 회로와 맞아떨어져야 한다. 우리는 최적의 효과를 끌어내기 위해 레이저만큼이나 정확한 정교함으로 우리 몸의 딱 그 부분만 변화시키는, 이른바 외과 전문의의 역할을 맡게 된다. 이는 우리 조직체 전체에 도미노 같은 변화들을 가져다준다. 바로 이 레이저만큼이나 정확한 운동들을 이제부터 살펴보고자 한다. 하지만 이에 앞서 우리는 건강한 상태의 의미를 한 번쯤 생각해보면서 관련된 기본 내용을 우선 좀 더 알아볼 필요가 있다.

건강하고 컨디션도 좋은 사람을 언급하면 어떤 이미지가 머릿속에 그려지는가? 아마도 햇빛에 살짝 그을린 구릿빛 피부와 꾸준한 운동으로 탄탄해진 근육을 가진 사람이 떠오를 것이다. 삶의 문제들은 가볍게 넘길 수 있으며 자기 자신에게 당당하고 얼굴에는 편안한 미소를 띤 사람의 모습이 그려질 것이다.

나는 나 자신을 건강한 사람이라 지칭한다. 앞서 자주 언급했듯이 나는 러너이지 않은가. 이 소리가 지겹다는 거 나도 안다. 그런데 마라톤을 뛰는 사람이 정말로 건강할까? 20km를 달린 뒤에도 내 얼굴은 정말로 편안한 미소가 지어질까? 아닐 확률이 높다.

동기만큼이나
다양한 근력운동

건강은 언제나 여러 부분으로 구성된다. 지구력은 그중 하나에 불과하다. 마라토너가 30초 동안 한 발로 중심을 잡고 서 있지 못하면, 혹은 병이 가득 든 상자를 들자마자 바로 쓰러져버리면 우리는 그를 건강하다고 말하지 못할 것이다. 보디빌더가 가벼운 산책 후 숨을 헐떡거리면 그 또한 의심을 하게 될 거다. 자, 신체적 건강은 어떤 영역들로 이루어져 있는 걸까?

우리가 건강과 관련해서 대개 첫 번째로 연관 짓는 측면은 체력이다. 힘이 센 사람들은 건강한 상태를 소위 상징적으로 보여준다. 좋은 체력은 눈으로 잘 확인되는 근육들로 대표된다. 규격화된 체형에 성공적인 삶을 거둔 듯한 사람은 첫눈에는 아주 건강해 보인다. 그런데 힘에는 흔히들 언급하는 근력, 그러니까 역기를 드는 데 필요한 그런 엄청난 힘만 있는 게 아니다. 힘은 여러 가지로 구성된다. 순발력도 힘의 한 부분이다. 어떤 사람이 얼마나 많은 힘을 가지고 있는지를 보려면 다음의 질문들에 대답해봐야 한다.

- 몇 킬로그램까지 들어 올릴 수 있는가?
- 얼마나 빠르게 할 수 있는가?
- 얼마나 오랫동안 지치지 않고 할 수 있는가?

헬스장을 한번 둘러본다고 상상해보자. 한쪽 구석에서 보

정확하게 알고 싶은 게으름뱅이에게

힘의 유형

① 근력(예: 역기 들기)

② 반응력(예: 점프하기)

③ 순발력(예: 축구)

④ 지구력(예: 자전거 타기)

디빌더들이 보기만 해도 무겁고 커다란 아령으로 팔과 다리의 근육들을 단련하며 거울 속 자기 모습에 놀라움을 감추지 못하고 있다. 다른 한쪽 구석에서는 나이 많은 중년 여성들이 세라 밴드thera band(요가, 필라테스 등에서 주로 사용하는 일종의 고무 밴드 - 옮긴이)로 스트레칭 운동을 하는 중이다. 헬스장 중앙에는 대표적인 하체 운동 중 하나인 레그 프레스leg press를 하는 사람들이 보인다. 다양한 레버들을 밀고 당기는 운동기구들도 몇 개 갖춰져 있다. 또한 밖에서 경주용 자전거를 타던 누군가는 지금은 헬스장에서 자전거 운동 중이고, 로잉 머신rowing machine 위에는 한 노신사가 앉아 있다. 그들 모두 다양한 형태의 근력운동을 하고 있다.

　　　　자, 이제는 근력운동이 완전히 다양하고 다채로운 영역에서 이루어질 수 있다는 사실을 알게 됐을 것이다. 헬스장에는 기구들을 이용해서 운동하거나 보디빌더들이 얕잡아보기도 하는 프리웨이트free weight(아령이나 바벨을 이용한 근력운동 중 하나 - 옮긴이) 중인 사람들도 종종 보인다. 무엇이든 간에 모든 근력운동은 저마다의 정당성을 가지고 있다. 근력운동이 이렇게 다양하다는 건 그것을 행하는 사람들의 동기도 다양하다는 걸 의미한다. 어떤 사람은 컨디션을 좋게 하고 싶고, 어떤 사람은 더 오래, 그리고 더 빠르게 자전거를 탈 수 있길 바란다. 어떤 사람은 근육을 키워 멋지게 보이고 싶고, 어떤 사람은 요통을 없애고자 등 근육을 단련하고 싶다.

천천히 없어져가는
근육들을 지키자

근력운동은 나이를 불문하고 모두에게 중요하다. 아동기와 청소년기에 시작해야 하며, 이상적인 건 나이가 들어도 꾸준히 계속해 나가는 거다. 단지 힘이 우리 삶에서 중요하다는 것 때문만은 아니다. 일상생활 속에서 근육과 그 힘은 거의 내내 필요하다. 나는 내가 러너라도 근육은 거의 없다고 친구들에게 자주 이야기한다. 그러면서 그걸 내 팔뚝이 다른 사람들의 손목 크기 정도밖에 안 되는 것의 변명으로 활용한다. 하지만 정확하게 따지자면 그렇지는 않다. 마라토너들도 힘이 필요하다. 다리뿐만 아니라 신체의 다른 부위들에도 필요하다. 우리의 몸통을 받쳐주는 근육들은 지구력 운동을 하는 선수들에게도 아주 중요하다.

그렇기에 최근에는 근력운동이 다른 운동 영역들에서도 자리를 잡아가기 시작했다. 지구력 운동을 하는 선수들에게 필요한 근력운동은 보디빌더의 운동과는 완전히 다르긴 하다. 이는 누구나 알고 있는 사실이다. 장거리 달리기 선수는 근력보다는 지구력에 더 의존하기에 일반적으로 힘을 쓰는 운동선수들과는 다른 훈련 프로그램이 계획되어야 한다. 여기서 잠깐! 게으름뱅이들을 위해 조언을 하나 하자면, 운동과 상관없이 힘은 모든 삶의 영역에 중요하다. 아니, 생존에도 중요하다.

나이 든 사람들의 골절 사고는 일반적인 손실량 이상의 근육 감소로 발생하는 경우가 허다하다. 우리 의학자들은 이를 '사르코페니아sarcopenia'라고 부른다. 의학적으로 '사르코sarco'는 살이나 근육을 뜻하며 '페니아penia'는 뭔가 부족한 상황에 항상 활용되는 어근이다. 즉, 사르코페니아는 근육감소증을 의미하며 나이 든 사람들이 겪는 큰 문제점 중 하나다.

　　사람들의 근육량은 일반적으로 20대에서 30대 사이에 최대치에 달한다. 그런 다음 금세 줄어들기 시작한다. 근육량은 매년 최대 1%까지 감소한다. 적은 근육량은 힘이 부족하다는 것만 의미하지 않는다. 이러한 결핍은 우리의 신진대사 활동과 에너지 소비에도 엄청난 영향을 미친다. 근육이 별로 없으면 온종일 힘도 별로 없다. 그렇기에 근력운동은 단련 기간을 넘어서도 오랫동안 우리의 에너지 수요에 영향을 미친다.

　　나이가 들수록 대부분 뚱뚱해지는 이유를 생각해본 적이 있는가? 우선 우리의 지방조직은 신진대사 활동에 적극적이고 살면서 내내 바뀐다. 그런데 우리는 여기에 많은 영향을 미칠 수가 없다. 한편으로 천천히 없어져가는 근육들은 체중 조절에 중요하다. 날씬한 체형이 우리에게 중요하다면 이때 우리가 진짜 잘 개입할 수 있다. 미적인 이유에서가 아니라 건강과 좋은 컨디션 유지를 위해 날씬한 체형이 중요할 수 있다.

　　하지만 꿈같은 체형은 동전의 한 면에 불과하다. 게다가 이제 근육 손실로 악순환이 시작된다. 근육이 없을수록 힘은 더 없는 듯하고 몸도 덜 움직이게 된다. 그러면서 근육은 계속 없어진다. 어느 순간이 되면 쓰러질 위험도 커진다. 두 다리로 더는 버텨낼 수 없거나, 혹은 불안정한 상황에 직면해도 더는 재빨리 벗어나지 못하기 때문이다. 이때 중요한 건 앞서 언급한 근력만이 아니다. 이 힘을 얼마나 빨리, 그리고 얼마나 폭발적으로 불러낼 수 있느냐도 중요하다. 이 모든 게 우리의 근육이 하는 일이다.

더군다나 불안정한 상황에서 벗어나는 일은 삶과 죽음을 결정지을 수 있다. 나이 든 사람들 가운데 대퇴경부가 부러져 죽는 사람들이 요즘에도 드물지 않다. 꼭 필요한 수술이나 입원 생활이 때때로 너무 힘들어 죽거나, 아니면 적어도 누군가의 도움이 늘 필요한 상태가 되기도 한다. 자동차 에어백이 운전자를 보호하듯, 잘 단련되고 잘 다져진 근육이 우리의 뼈를 지지해주고 넘어져 다치는 것도 완벽하게 막아줄 수 있다.

그러므로 우리는 살아가는 동안 발생할 수밖에 없는 근육 감소를 막기 위해 뭔가를 해야 한다. 만약 이미 근육 감소가 진행 중이라면 다시 회복되도록 만들어야 한다. 나이가 많아도, 심지어 요양 시설 침대에 누워서 생활해야 하는 처지라도 충분히 할 수 있기에 변명이나 핑계의 여지는 없다.

최신 정보 및 학술 지식들에 따르면 비타민 D는 인산염이나 칼슘의 부족과 같은 다른 요인들과는 별개로 근육 기능 향상과 체

근육을 위한 비타민 D의 역할

근육 단련을 위해 우리 몸에 단백질이 필요하다는 사실은 이미 잘 알려져 있다. 보디빌더들이 그냥 심심해서 근육에 도움을 주겠다고 다량의 단백질 가루를 먹는 게 아니다. 그런데 근육 세포와 근섬유를 만드는 데는 비타민 D 역시 중요하다. 비타민 D는 우리의 수행능력과 에너지 공급력을 높여주며 근육 내에 염증이 발생하는 것을 막아준다. 연구자들은 비타민 D를 꾸준히 섭취하면 우리의 수행 능력을 향상해주는 (이른바 합법적인 도핑) 효과까지 보인다고 말했다.

운동선수들에게 자외선을 쬐게 해주었더니 운동 능률이 거의 10% 상승했다는 사실이 1938년에 학술적으로 입증되었다. 그 당시 러시아에서 시행된 이 연구는 추후 세계 여러 곳에서 수차례 증명되었다. 1960년대 초반, 연구자들은 어느 독일 초등학교에서 이와 비슷한 연구를 시행했다. 한 학급은 인위적인 자외선에 매일 노출되었고, 다른 학급은 통제집단으로서 자외선을 쬐지 않았다. 흥미롭게도 자외선을 쬐지 않았던 학급의 운동 실력이 계절이 바뀔수록 확연히 저하되었음이 증명되었다. 자외선에 노출되었던 학급은 향상된 운동 실력을 1년 내내, 심지어 겨울에도 만끽할 수 있었다. 소위 그늘에 있었던 아이들보다 최소 56%나 높은 능률을 보이면서!

이러한 능률 향상에 비타민 D가 숨은 공신이었음이 후속 연구를 통해 증명되었다. 통제집단의 아이들에게 비타민 D를 인위적으로 제공하자 이전에 자외선을 쬐었던 아이들과 다르지 않은 수행능력을 보였다.

력 보강에 필수적인 영향을 미친다고 한다. 연구들에 따르면 다음의 효과들이 증명되고 있다.

- 근육 세포로 칼슘 최적화 흡수

- 근육 세포로 인산염 최적화 흡수

- 근육 수축 조절

- 근육 세포 증가

나이 든 사람들에게 건강하고 힘센 근육들이 중요하다는 걸 고려해본다면, 꾸준한 비타민 D 복용에 관해 주치의와 꼭 상의해볼 필요가 있다. 노인들이 바깥에 자주 나가지 못하는 경우가 많다는 걸 전제로 할 때, 영양제는 권장할 가치가 충분하다. 비타민 D 공급이 나이 든 사람들이 맞닥뜨릴 골절 위험을 줄여주며, 이로 인해 생명까지 살릴 수 있다는 게 연구들로 증명되었다.

근육은 들어 올리기, 밀기, 당기기와 같은 힘겨움을 필요로 한다. 유감스럽게도 공원에서 즐기는 가벼운 산책은 전반적인 근육 단련에는 충분하지 않다. 오히려 그 반대다. 근육에 자극을 주고 싶다면 무조건 한계에 부딪쳐봐야 한다. 이때에도 적당한 강도의 활동보다 고강도의 훈련이 압도적이다. 근섬유를 키우고 싶다면 근육에 살짝 손

게으른 자들을 위한 막간의 팁

나이 든 사람들을 위한 근력 테스트[7]

나이 든 사람들의 근육 기능을 파악하기 위한 간단한 테스트가 있다. 팔짱을 끼고 의자에 앉아보자. 그런 다음, 앉았다가 일어서는 행위를 5번씩 반복해서 해보자. 10초 이상 걸린다면 당신의 근력은 아마도 너무 부족한 상태일 것이다.

상을 줄 필요도 있다. 그렇게 해야만 결과적으로 근육이 단련되는 적응 과정이 몸에서 활성화된다.

우리의 건강을 또 다른 차원으로 데려다줄 부스터 운동을 실행하기에 앞서 인간의 생리 과정 속으로 짧은 여행을 떠나보자. 근육이 힘을 쓰면 기본적으로 세 가지 형태(감아올리기, 물러나기, 유지하기)로 이루어질 수 있다. 감아올리는 근력은 우리가 운동이라 하면 흔히 제일 먼저 머릿속에 그려지는 활동들에서 쓰인다. 근육 조절은 근육 수축으로 이어지고, 이는 다시 관절의 움직임으로 연결된다. 그러면서 저항들이 극복되고, 중량이 있는 역기나 자기 몸의 체중 같은 걸 지탱하게 된다.

한 예로, 위팔 앞쪽 근육인 이두근으로 아령을 들어 올린다고 상상해보자. 처음에는 팔꿈치가 모두 펴져 있다. 아령은 위로 향한 손바닥 위에 얹어져 있다. 운동 시 팔꿈치를 굽히게 되고 아령을 들어 올리게 된다. 이때 위팔 이두근이 힘을 써야 한다. 근육이 이 힘을 쓰는 동안, 근육의 길이는 줄어들고 그러면서 팔꿈치를 굽히게 된다. 의사들은 근육은 수축하고 힘은 근육의 중심으로 몰린다고 하여 이러한 힘 사용 형태를 '단축성concentric'이라 부른다.

이와 반대되는 게 의사들이 '신장성eccentric'이라 부르는 물러나는 힘이다. 이렇게 들어 올린 아령을 천천히 내려놓으면서 이두근의 긴장은 계속 유지하고자 하면 힘의 소모는 신장성을 띤다. 일상생활 속에서 이러한 힘은 점프 착지 때나 런지lunge와 관련한 운동에서

긴장하며 근육 늘리기: 도움도 되고 아프기도 한 근육통

무엇보다 신장성 근육 운동은 근육통을 자주 일으킨다. 오랫동안 걷고 난 다음에 이런 통증을 아마 한 번쯤 느껴봤을 것이다. 특히 산을 내려오는 일이 참 힘들며 통증을 유발하기도 하다. 그런데 흥미롭게도 이러한 신장성 운동도 사람들이 흔히 바라는 근육들을 증가시켜준다. 그러므로 근력운동 시 신장성 운동도 반드시 연습해야만 한다.

근력의 다양한 형태

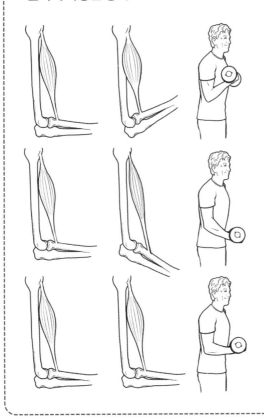

주로 사용된다. 근육의 길이는 늘어나지만, 실상 근육은 이에 반해 적극적으로 팽팽하게 당겨대는 중이다.

근력의 세 번째 형태는 '등척성isometric'이라고도 불리는 유지 작업이다. 근육은 수축하지만 길이는 달라지지 않는다. 이로 인해 일상생활 속에서나 운동 시 특정 자세가 딱 유지된다. 요통 방지를 위해 꼭 필요한 코어 안정화core stability는 무엇보다 등척성 수축이 담당하고 있다.

힘 없는 건강은
있을 수 없어!

다시 한번 요약해보자. 근력운동은 우리의 모든 체력에서 주된 부분을 차지한다. 운동선수가 제 종목에 걸맞은 힘을 최적으로 단련하지 않으면 좋은 성적을 거둘 수 없다. 농구 선수가 다리에 충분한 점프력을 가지고 있지 않으면 농구 골대에 다다를 수 없다. 테니스 선수가 팔 운동을 하지 않으면 시합에서 이길 수 없다.

그뿐만 아니라 충분한 근력은 일상생활에서도 중요하다. 잘 다져진 건강한 근육은 추락과 부상으로부터 보호해주며, 곧은 자세를 유지해주고, 그러면서 만성 통증을 막아줄 수 있다. 그리고 앞서 이야기했듯이, 근육을 단련하고 체내에서 다양한 건강 적응 프로세스를 활용하는 능력은 나이가 엄청 많아질 때까지도 계속 유지된다. 근력운동 시작에 있어 늦었다는 건 절대 없다.

근육 수축 시 생성되는 최대로 끌어내는 힘, 최대 근력에 관해 우선 살펴보자. 이러한 힘의 유형은 몸을 움직일 때뿐만 아니라 정적인 힘으로서도 가지고 있어야 한다. 그러려면 충분한 근육 단면, 그러니까 각 근육의 크기가 중요하다. 하지만 근육을 움직일 수 있는 움직임과 조화로움도 필요하다. 최대 근력의 모든 영역은 목표가 딱 정해진 운동들로 향상할 수 있다. 그리고 자, 사랑하는 게으름뱅이들이여, 주의 집중! 똑똑하게 잘만 계획하면 그렇게 많은 시간이 필요하지 않다.

전문적인 근력운동 시에는 나무늘보가 하는 운동 때와는 다른 규칙들이 필요하다. 이 당연한 사실을 다시 한번 인식해두는 게 중요하다. 건강 유지와 건강한 행동에 관한 사안이면 여기서도 당연히 다른 규칙들이 적용된다. 게으른 사람들을 위한 건강법에서는 기구들이나 프리웨이트를 주야장천 계속 반복하지 않는다. 유용한 근력운동을 최대한 적절한 양으로 실행하는 일에 훨씬 더 큰 노력을 기울여야 한다. 그리고 이를 위해 우리의 일상생활 시간을 최대로 적게 활용해야 한다. 어쨌건 우리는 살면서 이것 말고도 해야 할 일이 많으니까. 그렇지 않은가?

근육은 종종
우리를 속인다

　　근력운동 때문에 우리는 상당히 빨리 좌절하곤 한다. 처음에는 눈에 보일 만한 결과가 거의 나타나지 않는다. 힘들고, 때론 고통스럽기도 한 운동을 몇 주, 몇 달에 걸쳐 꾸준히 해 나가도 눈에 보일 정도로 근육이 확확 불어나지는 않는다. 근력운동을 시작하면 근섬유가 활성화되고 이로 인해 힘이 생기지만, 이게 근육을 크게 만드는 건 아니기에 더욱 그러하다. 근섬유들은 이른바 후보선수 대기석에서 기

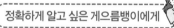

정확하게 알고 싶은 게으름뱅이에게

여러 운동을 돌아가면서 하는 순환운동

최근에는 이른바 순환운동circuit training(서킷 트레이닝)이 여러 헬스장이나 운동 모임에서 자리를 잡아가고 있으며 근력운동에 아주 탁월한 방법을 보여주고 있다. 이때 여러 근력 체계들이 각각 순환식으로 돌아가고 다양한 근육 집단이 차례로 단련된다.

순환운동의 장점은 명백하다. 훈련이 한 차례 이루어지는 동안 여러 종류의 힘이 단련된다. 여러 운동을 병행하기에 재미도 있다. 이 훈련법의 첫 단계에서는 지구력 향상과 체력 증진에 초점을 두며, 근육을 단련하는 작업은 그렇게 세게 이루어지지 않는다. 그런데 이것이야말로 일상생활을 위한 아주 괜찮은 운동법이다. 어쨌건 우리는 외형적으로도 멋지고 예쁘게 보이고 싶지만, 신체 능력도 별다른 피곤함 없이 좀 더 오랫동안 계속해서 유지하길 바란다. 그럴 때엔 이 훈련이 딱이다.

다리고 있고, 근육 단련에는 그렇게 적극적으로 연관되지 않는다. 근력운동을 해야 이 근섬유들을 각성하면서 근육 내에 더 많은 힘을 불어넣게 된다. 하지만 겉으로 보기에는 아무렇지도 않다. 슬퍼할 필요는 전혀 없다. 비록 보디빌더처럼 보이지는 않더라도 운동을 시작한 첫날부터 건강에 유익한 효과들은 확실히 일어나기 시작한다.

지금 당장은 근육들이 눈에 확 띌 정도로 커지지도 않고 다른 사람들이 부러워하는 시선이 하나도 느껴지지 않는다고 할지라도 지구력 운동들을 과소평가해서는 안 된다. 지구력은 거듭 반복해서 계속되는 피곤한 활동에도 너무 쉽게 지치지 않는 근육의 능력으로 이해된다. 운동 형태에 따라 힘 혹은 끈기가 좀 더 세지게 된다. 이상적인 경우엔 둘 다 강해진다. 운동으로 각 근섬유 간의 협력관계가 향상되고 혈액순환이 좋아진다. 게다가 각 활동에 맞는 신진대사 작업이 이루어진다.

근육에 대한 운동 자극은 단축성과 신장성이 둘 다 있다. 즉, 수축 단계뿐만 아니라 신장 단계에서도 근육에 부담은 간다. 신체적으로 적응하는 데 최소한으로 필요한 양, 최소 효과 용량이라는 게 여기에도 있다. '최소 효과 용량'이라는 용어를 우리 게으름뱅이들을

우리 게으른 자들이 꼭 알고 있어야 하는 것들

지구력 운동은 두 세계의 최상의 것, 바로 힘과 끈기를 유지하기 위해 활용하자.

뭔가가 재미없다면 꼭 해야 하는 정도만 하고 그 이상은 하지 말자. 삶에 주어진 시간을 좀 더 의미 있게 쓰자.

위해 좀 더 정확하게 설명할 필요가 있겠다. 최소 효과 용량은 어떤 효과를 끌어내는 데 필요한 양이 아니라 '우리가 바라던 효과를 불러내는 데 필요한 양'이라고 정의한다면 비교적 빨리 이해될 것이다. 최소 효과 용량 그 이상의 노력은 불필요하게 그저 그렇게 써버리는 것들, 한마디로 그냥 시간 낭비일 뿐이다.

자, 이제 정신을 잘 차리고 들으시길. 연구들에 따르면 최소 효과 용량은 7분간의 운동에서 비롯된다. 올바른 운동을 실행했을 때, 딱 7분! 이 정도는 일상생활 속에서 충분히 해낼 수 있어야 하지 않을까?

운동의 역효과를
피하는 방법

우리 러너들은 이른바 '정크 마일즈Junk Miles'라는 용어를 알고 있다. 이는 우리의 달리기 실력을 전혀 향상하지 못하는 달리기 구간을 의미한다. 취미로 달리는 러너들 가운데 다수가 생리학적 관점에서는 자꾸만 헛되게 달리고 있다. 너무 빨리, 너무 천천히, 너무 짧게, 혹은 너무 오래. 그런데 나는 직접 경험해봐서 안다. 달리기가 재미있으면 별 의미 없게 달려도 괜찮다. 달리기 구간들을 지구력 향상 및 근육 단련을 위해서만 사용할 필요는 없다. 달리면서 그저 긴장을 풀거나 행복해할 수도 있다. 하지만 게으른 사람들을 위한 건강법에서는 자기에게 적합한 최소 효과 용량을 찾아내는 일이 중요하다. 그걸 제외한 것은 시간 낭비이자 에너지 손실일 뿐이다. 물론 재미있다면 그 이상으로 운동해도 괜찮다. 하지만 꼭 해야 할 필요는 없다는 소리다.

이 원리를 이해하기 위해 우선 집에 있는 가스레인지를 한번 살펴보자. 물을 끓일 때 최소 효과 용량은 100°C이다. 100°C가 되기 전까지 물은 끓지 않는다. 따뜻해지긴 하지만 우리가 바란 것처럼 물을 끓였다는 결과는 얻어내지 못한다. 반면 120°C의 열을 가해보아도 물이 더 세게 끓지는 않는다. 부가적으로 가한 에너지가 우리가 바란 결과를 더 좋게 만들지는 못하는 것이다. 다른 데에 더 잘 사용했을 수도 있었을 텐데, 그냥 낭비해버린 거다.

운동이나 몸을 움직일 때도 우리는 에너지를 잘 관리하고 다루어야 한다. 최대한 포괄적인 운동을 실행하기 위해 우리의 능력을 목표에 딱 맞춰 설정해보자. 몸이 우리에게 감사해할 거다. 용량 법칙을 제대로 고려하지 않으면 우리 몸에 악영향까지 미칠 수 있다. 운동을 통해 스트레스와 힘듦에 대한 신체 적응 능력까지 단련할 수 있다.

우리 몸에서 대략 다음의 과정들이 발생한다고 생각해보

면 된다. 아령을 하나 집어 든다. 그러려면 팔 위쪽 이두근에 힘을 줘야 한다. 아령이 꽤 무겁기에 근육에 부담이 간 듯한 느낌이 들면서 이러한 작업을 위해서는 근육이 아직 약하다는 정보가 전해진다. 그러면 몸에서는 나중에 이러한 종류의 힘듦에 근육이 준비될 수 있게끔 다양한 적응 과정이 발생한다. 그런데 그 적응 단계들은 실제로 힘듦이 주어지는 동안이 아니라 그 사이사이 휴식기 때 일어난다.

몇몇 운동을 너무 심하게, 너무 빨리, 너무 자주 잇달아 계속하게 되면 역효과까지 일어날 수 있다. 신체 능력이 향상되지 않고 오히려 감소하는 것이다. 우리 의사들은 이를 '훈련 과다overtraining'라고 부르는데, '야심 가득한 게으름뱅이들'이 이것에 많이들 겁을 먹는다. 그게 맞다. 과도한 훈련은 능력을 저하시킬 뿐만 아니라, 장기적으로 봤을 때 신체에 여러 문제를 초래할 수도 있다. 예를 들어, 수면장애, 메스꺼움, 감염에 대한 민감성, 잦은 상해, 두통, 근육 및 힘줄 통증 등이 발생할 수 있다. 안타깝게도 훈련 과다를 다루는 일은 사람들이 막상 생각했던 것보다 훨씬 더 어렵다. 운동을 그냥 쉬어버리는 걸로 충분하지 않을 때가 많다. 무엇보다 활동의 적정량을 다시 찾아내는 게 중요하다. 지루하고 힘든 과정일 수도 있고 몇 달이 걸릴 수도 있다.

우리 게으른 자들이 꼭 알고 있어야 하는 것들

운동 사이사이 쉬는 시간은 건강을 위한 운동에서 중요하다.

지금부터는 의학적 관점에서 바라보는 '건강한 상태'에 관해 알아보자. 목표를 딱 정해둔 부스터 운동 자극은 우리 몸에 어떤 효과를 가져올 수 있을까? 우선 근력을 향한 레이더는 꺼두고 심혈관 계통을 살펴본 다음, 다시 힘에 관해 알아보자. 힘을 갖기 위해서는 훌륭한 산소 공급망과 긴 호흡도 필요하기 때문이다. 이걸 어떻게 갖추는지는 이제부터 함께 살펴보자.

9 땀 흘림은 진정 의미 있는 일!

환자들과의 상담을 마치고 집으로 돌아오는 길에도 나는 이마에 땀을 송골송골 맺히게 하는 언덕들과 내가 좋아하는 숲속을 지나게 된다. 알프스에 있는 길이 아니라 베를린 교외에 놓여 있는 길이라는 사실을 염두에 둘 필요가 있다. 다시 말해 그 언덕들이 진짜로 엄청 높은 건 아니다. 사실 '언덕'이라 부르기도 좀 그렇다. 하지만 평평한 땅덩어리만 있던 티롤 출신인 나에게는 이러한 구릉도 엄청난 도전이 된다.

그렇기에 이 길을 오를 때는 책에 쓸 문구들을 녹음하기를 잠시 멈춘다. 이 '산꼭대기'를 올라간 다음에야 다시 계속해서 녹음하는 일을 해 나갈 수 있다. 어쩌면 내 건강 상태가 내가 늘 생각한 것만큼 그렇게 좋지 않을 수도 있다. 하지만 우리는 알고 있지 않은가. 훈련은 부족한 것에 대한 연습이라는 걸. 산에 오르는 걸 나는 좀 더 자주 할 필요가 있다.

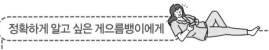
최대산소섭취량의 기준치

여성: 체중 1kg당 약 35ml/분

남성: 체중 1kg당 약 40ml/분

지구력이 필요한 운동선수: 체중 1kg당 약 60~80ml/분

언덕을 넘는 스퍼트에는 나의 근력만 중요한 게 아니다. 이때에는 나의 심혈관계, 근육, 그리고 순환계의 건강 상태 역시 하나의 연결 체계로 기능해줘야 한다. 이때 좋은 척도는 이른바 'VO2max', 그러니까 최고로 힘들 때 내 몸이 받아들이고 근육에 전달할 수 있는 최대산소섭취량이다.

최대산소섭취량의 수치는 심혈관계의 건강 상태를 상당히 정확하게 보여주기에 나는 이 수치가 너무 좋다. 마라톤을 달리는 나한테는 늘 엄청나게 중요하다. 하지만 그 가운데에서도 제일 최고는 내 손목에 찬 스포츠 시계가 심지어 이 최대산소섭취량의 수치를 계산해낼 수 있다는 점이다. 스포츠 전문 연구소의 검사와 비교될 만큼 엄청나게 정확하지는 않겠지만, 요즘 추세가 이런 평가를 바탕으로 최대산소섭취량의 수치를 잘 파악하는 것이고 이 정도는 스포츠 시계로도 충분하다.

최대산소섭취량은
게으름뱅이에게도 중요하다

최대산소섭취량의 수치가 높으면 힘든 활동을 상당히 오랫동안 견뎌낼 수 있다. 부스터 운동뿐만 아니라 일상생활 속 프리스타일 운동도 마찬가지다. 최대산소섭취량의 수치가 높을수록 계단을 더 잘 올라갈 수 있고, 버스까지 더 빨리 뛰어갈 수 있고, 게다가 일반적으로 덜 피곤하고 덜 지친다는 사실을 나는 최근에야 깨닫게 됐다. 즉, 최대산소섭취량은 운동할 때뿐만 아니라 일상생활 속에서도 중요하다.

최대산소섭취량은 어느 정도 유전적으로 결정되지만, 절반 정도는 특정 운동들을 통해 향상해 나갈 수 있다. 바로 이때 바이오해킹 자극이 적용된다. 그리고 이러한 자극은 게으름뱅이들에게 진짜 중요하다. 2주마다 한 번 하는 운동 하나로도 족하다.

'숲속을 끝없이 달리는 건 없다. 흠, 유감이긴 하네.' 이런 생각이 들었다. 취미로, 긴장을 풀고자, 혹은 몸의 어떤 부위를 단련하기 위해 천천히 달리는 것도 물론 괜찮다. 하지만 끝도 없이 천천히 달

게으른 자들을 위한 막간의 팁

2주에 딱 한 번씩 운동해도 일상의 스트레스 대처 능력을 향상할 수 있다.

리는 행위로는 최대산소섭취량의 최적화, 그러니까 건강한 심혈관계 상태를 얻지 못한다. 이는 좀 더 쉽게, 좀 더 짧은 시간에 획득된다. 뭐, '좀 더 쉽게'라는 표현은 완전히 딱 들어맞는 말이 아닐 수 있다. 우리의 심혈관계를 단련하려면 그것을 자극해야 하니까. 그것도 제대로 충분하게. 그 자극들은 무의식적으로 이뤄져선 안 된다. 아주 정확한 양이 필요하다. 최대산소섭취량의 향상에 이상적인 방법은 간헐적 훈련

정확하게 알고 싶은 게으름뱅이에게

고강도 간헐적 훈련의 장점들

HIIT는 'High Intensity Interval Training(고강도 간헐적 훈련)'의 약자다. 이 훈련을 할 땐 힘을 진짜 제대로 다 퍼부어야만 한다. 가장 좋은 건 강력하고 폭발적인 운동들로 맥박이 마구 빨리 뛰게끔 만드는 거다. 한 운동을 마치고 다른 운동으로 넘어갈 때 몸을 잠깐 쉬어줘도 괜찮지만 짧게 그쳐야 한다.

물론 아주 중요한 건 HIIT 시작 전 스포츠 전문의로부터 진단을 받는 것이다. 몸에 강한 자극이 주어질 것이며, 기존 질환이 있으면 몸에 무리가 많이 갈 수도 있다. 하지만 걱정할 필요는 없다. 건강한 사람들에겐 HIIT가 전혀 문제 되지 않는다. 연구들에 따르면 150분 훈련 세션들 가운데 심정지가 갑작스레 일어난 경우는 한 번밖에 없다. 적어도 건강한 상태에서 이러한 문제들까지 발생하려면 진짜 진짜 오래 단련한 경우에 한한 거다. 고강도 훈련의 효과는 훈련 시 에너지를 소비해가면서 나타날 수밖에 없다. 이 말인즉슨, 훈련 효과는 훈련보다 더 오래 간다. HIIT는 우리의 심혈관계만 좋게 하는 게 아니라, 염증질환과 신진대사 문제에도 도움을 준다. 게다가 이 고강도 훈련은 적은 시간만 필요로 하고 자주 할 필요는 없기에 시간 부족이 더는 핑곗거리가 될 수 없다.

이라는 게 입증되었다. 결코 쉽지 않은 간헐적 훈련.

명심하자. 우리는 지금 게으른 사람들을 위한 건강법의 부스터 단계에 있다. 앞 장에서 다뤘던 프리스타일 운동들을 삶 속에 충분히 스며들게 했다면, 그리고 이보다 좀 더 많이 해보고 싶다면, 그럴 땐 최대산소섭취량 수치를 높이는 고강도 간헐적 훈련HIIT을 접해보자. 즐거운 시간 되시길!

심장을 마구
날뛰게 하자

고강도 훈련으로 최대산소섭취량 수치를 증가시킬 때 중요한 건 심장박동을 진짜로 미친 듯이 마구 뛰게 하는 거다. 그렇기에 주의사항을 한 번 더 상기시키면 훈련에 앞서 주치의와 꼭 상의하길 바란다. 게으른 사람들을 위한 HIIT는 4분 동안 최대 심박수HRmax의 대략 95%를 단련하게 된다. 그런 다음, 4분간 휴식을 취한다. 이 훈련을 5번 반복해서 실행한다.

즉, 40분 동안 훈련하지만 실제로 몸을 움직여 운동한 시간은 딱 20분이다. 격주 40분의 시간 투자로 심혈관계의 건강 상태를 확실하게 향상시키고, 훈련 시간의 절반은 잔디밭이나 소파 위에 누워 쉴 수 있는 훈련 프로그램, 이게 바로 게으른 사람들을 위한 기적의 건

게으름뱅이들을 위한 HIIT

준비운동하기

1. 완전 녹초로 만들어버리는 고강도 활동 4분, 그다음 4분 휴식

2. 완전 녹초로 만들어버리는 고강도 활동 4분, 그다음 4분 휴식

3. 완전 녹초로 만들어버리는 고강도 활동 4분, 그다음 4분 휴식

4. 완전 녹초로 만들어버리는 고강도 활동 4분, 그다음 4분 휴식

5. 완전 녹초로 만들어버리는 고강도 활동 4분, 그다음 4분 휴식

훈련이 끝나면 정리 운동을 하며 맥박이나 호흡 등을 정상 패턴으로 되돌리기(쿨다운)

강법이다.

우리 몸이 자극되기까지 주어져야 할 강도를 파악하는 방법은 여러 개 있다. 가장 쉽되 다소 부정확한 방법은 힘든 정도에 대한 자체 평가다. 이때 스웨덴 심리학자 군나르 보그Gunnar Borg가 개발한 일종의 등급 분할인 보그 척도Borg Scale 등이 도움이 된다.

이 척도를 이용하면 힘든 활동을 하는 동안 그 활동이 심혈관계에 얼마나 강한 자극을 주고 있는지를 상당히 훌륭하게 직접 평가해낼 수 있다. 재미나게도 이 척도는 1이 아닌 6에서 시작한다. 여기에는 그만한 이유가 있다. 다수의 경우 자기 등급화와 자가 척도 정도가 맥박수, 즉 심장박동수와 관련된다. 대부분 '조금 힘들다'고 느낄 때, 그러니까 등급이 11일 때, 심박수는 110이다. 그리고 힘들지 않을 때, 그러니까 등급이 6인 경우엔 휴지 펄스인 60이다. 즉, 대략적인 심

장박동 수치를 알려면 보그의 등급에서 10을 곱하기만 하면 된다. 심장박동을 꼭 측정하지 않아도 이에 관한 자기 느낌을 스스로 측정할 수 있다는 것이 흥미롭지 않은가?

물론 이 등급화는 아주 정확하지는 않다. 추정일 뿐이다. 더 나은 방법은 맥박수, 그러니까 심박수를 바로 재는 거다. 요즘 나오는 스포츠 시계들은 손목에서 실시간으로 이를 측정해낸다. 하지만

보그 척도

등급	힘든 정도	능력 대비 최대 스트레스 비율	운동 영역
6	전혀 힘들지 않음	20%	준비운동 / 재생
7	극도로 쉬움	30%	준비운동 / 재생
8	극도로 쉬움	40%	준비운동 / 재생
9	매우 쉬움	50%	준비운동 / 재생
10	매우 쉬움	55%	준비운동 / 재생
11	쉬움	60%	기본 / 목표 영역
12	최적의 운동 영역	65%	기본 / 목표 영역
13	다소 힘듦	70%	기본 / 목표 영역
14	다소 힘듦	75%	기본 / 목표 영역
15	힘듦	80%	기본 / 목표 영역
16	힘듦	85%	집중 운동 / 지구력
17	매우 힘듦	90%	집중 운동 / 지구력
18	매우 힘듦	95%	집중 운동 / 지구력
19	극도로 힘듦	100%	집중 운동 / 지구력
20	최대치로 힘듦	아시도시스	집중 운동 / 지구력

다양한 운동 영역을 확실하게 설정하려면 '최대 심박수'가 필요하다. 이는 사람마다 다를뿐더러 살면서 계속 바뀌기도 한다. 최대 심박수는 다음 공식을 활용해 계산하면 된다.

$$최대 심박수 = 220 - 나이$$

이렇게 계산된 최대 심박수에 따라 다양한 운동 영역별 맥박의 범위가 계산된다. 그런데 이 공식은 꽤 부정확하다. 몇 년 전만 해도 나도 이 공식에 따라 운동 영역을 결정했다. 그 당시 내가 마흔다섯 살이었는데, 내 스포츠 시계를 어떻게 설정했는지 정확히 기억한다.

$$220 - 45 = 175$$

내 모든 달리기 훈련 계획은 1분당 최대 심박수 175에 맞춰졌다. 그러다가 나는 그 무렵 최대 심박수를 측정하는 또 다른 방법을 알게 되었다. 쉬운 자가테스트 방법으로, 스포츠 전문의의 검사 하나 없이 최대 심박수를 측정할 수 있다. 하지만 주의하자. 이 테스트는 본격적으로 우리 건강의 실체를 건드리기 때문에 이를 실행하기에 앞서 진심으로 병원 검진을 받아보길 바란다.

자가테스트로 최대 심박수를 측정하는 방법은 다음과 같다. 먼저 약 15분 동안 몸풀기로 가볍게 달린다. 조금 힘을 들여도 괜찮으나 숨이 찰 정도로 너무 힘들면 안 된다. 곧 제대로 시작할 테니까. 다음으로 짧은 활동을 세 단계로 실행해본다. 첫 번째 1분은 편안한 속도로 달리고 1~2분간 휴식한다. 두 번째 1분은 빠른 속도로 달리고 1~2분 휴식한다. 세 번째 1분은 최고 속도로 달린다. 이 마지막 단계가 끝날 무렵에 나타나는 심박수가 당신의 최대 심박수다.

주의사항을 한 번 더 상기시키자면 이 테스트는 건강한 사람들만 해야 하고 가능한 한 혼자서는 하지 말길 바란다. 또한 검사 결과가 잘못되지 않기 위해 잘 쉬어주길 바란다.

당시 이 자가테스트를 했을 때 나는 깜짝 놀랐다. 1분당 내 최대 심박수는 공식을 이용해서 산출해낸 175가 아니라 197이었다. 그렇기에 나는 손목에 찬 내 스포츠 시계를 새로운 최대 심박수에 맞춰 재설정했고, 이에 따라 운동 영역들도 새롭게 계산되었다. 한순간 숲속을 더 빠르게 달리게 됐다. 놀랍지 않은가? 지금껏 나는 내 운동

게으른 자들을 위한 막간의 팁

인정하기야말로 최고의 훈련법

당신의 멋진 능력들을 그냥 인정하자. 그러면 오히려 포기하지 않게 될 것이다. 다음 모임 때 누군가가 당신에게 매일 운동하냐고 질문할 수도 있다. 누가 여기에 '아니요'라고 말하고 싶겠는가.

능력을 과소평가하고 있었고, 그래서 스스로 자꾸만 멈춰 섰던 거다. 가끔은 나 자신을 그저 좀 더 믿어도 괜찮을 것 같다.

가끔은 한계점에서 운동해보자

고강도 간헐적 훈련인 HIIT의 경우, 최대 심박수의 약 95%로 운동해야 한다. 최대 심박수를 모른다면, 그냥 느낌상 모든 걸 다 쏟아붓자! 진짜 힘들다. 하지만 그만큼 가치가 있다! 오랫동안 자주 할 필요가 없다는 사실을 기억하자. 격주로 40분씩 운동하는 것만으로도 최대산소섭취량 수치를 충분히 확실하게 높일 수 있다.[8]

어떤 운동을 하느냐는 오로지 당신 선택에 달려 있다. 자전거를 즐겨 탄다면 자전거를 타자. 춤추기를 좋아한다면 춤을 추자. 줄넘기, 달리기, 수영, 뭐든 상관없다. 이마에 땀이 맺히도록 하고 심장을 마구 뛰게 하는 운동이면 다 된다. 하지만 이게 간헐적 운동, 그러니까 휴식이 필요하다는 걸 기억하자. 쉬는 시간이 없으면 힘든 정도를 우리가 필요로 하는 강도까지 끌어올릴 수 없다. 4분간 전력을 다하고, 4분간 쉬거나 가볍게 움직이자. 그리고 이걸 5번 하면 끝난다. 그렇게 한 다음, 친구들에게 나는 HIIT를 하는 멋진 운동가라고 자랑하면 된다. 그런 다음, 처음부터 다시 반복이다.

그런데 주의하자. HIIT를 오래할수록 당신의 능력은 점점 더 좋아진다. 더욱 빠르게 자전거를 타게 되고, 춤출 때 더 많이 돌게 되고, 줄넘기를 더 많이 넘게 된다. 그래서 시간이 지남에 따라 그 강도를 점차 올려야만 한다. 그래야 '고강도' 간헐적 훈련으로 남는다. 힘든 건 우리가 좀 더 건강해지기 위해 꼭 치러야 할 대가다.

힘들다. 초보자도, 숙련자도 다 힘들다. 그런데 구름 위 행복의 나라를 약속한 사람은 아무도 없다. 아니면 우리가 온종일 잔디밭 위에서 뒹굴뒹굴 누워 있을 수 있다고 생각했는가?

최대산소섭취량 훈련으로
좀 더 오래 살기

바닥에 헐떡거리면서 누워 그냥 포기해버리고 싶은 순간일 때 작은 동기 하나를 불어넣어주자면, 최대산소섭취량은 우리 건강 상태의 지표뿐만 아니라 기대 수명에 관해서도 알려주는 바가 있다. 건강한 사람들뿐만 아니라 이미 심혈관계 질환을 앓고 있는 사람들에게도 마찬가지다. 근육 유지뿐만 아니라 심혈관계 훈련 역시 계속해서 살아가기 위해, 무엇보다 건강하게 오래오래 살아가기 위해 아주 중요하다. 훈련으로 건강하고 활동적인 수명을 최대 20년까지 연장할 수 있다.

나이가 많지 않을 때는 건강하고 조금 덜 건강하고 간의 차이가 그렇게 중요하지 않게 보일 수 있지만, 나이가 들면 이 차이가 엄청나게 확연해진다. 젊거나 중년의 사람들은 다소 느린 걸음으로 산책을 즐길 것이고, 계단을 오를 때 좀 더 숨차 할 수 있고, 아니면 버스를 뒤쫓아가기보다 코앞에서 놓치는 걸 선택할 수도 있다. 그런데 나이가 좀 더 많아지면 타인에 대한 나의 의존 여부가 건강 상태에 따라 달라진다. 말했다시피 요양 시설이냐(타인에게 의존하는 생활), 아니면 유람선 여행이냐(독립적인 생활) 하는 건 당신 손에 달려 있다!

최대산소섭취량을 늘리는 일에 늦은 때란 결코 없다. 격주마다 40분, 그 이상은 필요 없다.

10 늘 순환 반복! 게으름뱅이의 부스터 운동

오늘은 비가 내린다. 나도 물에 홀딱 젖은 생쥐 꼴인데 바깥에서 신선한 공기를 마시며 운동하라고 다른 사람들에게 어떻게 권유할 수 있을까? 달리는 동안 비가 내리기 시작하면 어떤 일이 벌어지는가라는 질문을 난 참 좋아한다. 그 질문에 나는 언제나 우쭐거리는 웃음을 지으며 대답한다. "그럼 젖지요!" 이렇게 대답하고 나면, 건강과 더불어 신기록 달성을 위해 수 킬로미터 거리를 전력으로 달리는 걸 누구도 막아낼 수 없는 달리기 분야의 척 노리스Chuck Norris가 된 듯한 기분이 든다. 아니면 달려서 출근하는 아이언맨이거나. 그렇지만 내 마음 깊은 곳에 자리한 진심을 나도 안다. 비가 내리면 재미도 덜해지고, 달리기가 되레 고문이 될 수도 있다. 비가 내리는데 거기에 차가운 바람까지 얼굴을 때려대면 더 그렇다. 그럴 때엔 피부가 막 화끈거리고 빗방울이 바늘처럼 콕콕 찔러대는 듯하다. 다행히도 내 정신 상태는 대개 그 상황을 다르게 해석하고 일종의 영웅들 이야기처럼 상상할 수 있다.

그러나 안타깝게도 늘 그런 건 아니다. 오늘이 그랬다. 숲 속은 다 달렸고 이제 인도 위 구정물을 비껴가려고 애를 써야 할 차례였다. 커브 길이 온통 웅덩이가 될 만큼 아주 많이 비가 내렸던 마라톤 경주를 기억하고 있다. 계획된 42.195km 가운데 거의 4.5km가 그랬다. 두 지점 간 가장 짧은 거리는 직선거리였는데, 그곳에도 웅덩이들이 가득했다. 그러면 우리 러너들에게 가장 짧은 구간이 구불구불한 길이 되어버린다.

얼굴에서 빗물을 닦아내는 동안, 머릿속에는 어느 달리기 잡지에서 예전에 한 번 해봤던 심리테스트가 떠올랐다. "울트라 러너로서 준비가 되었나요?" 달리기를 시작한 이래 나는 늘 울트라 마라톤을 꿈꿔왔다. 그래서 이걸 진짜 알아보고 싶었다. 마라톤보다 더 긴 거리의 달리기들은 모두 울트라 마라톤이라고 부른다. 내가 달렸던, 웅덩이 장애물로 가득한 마라톤 달리기 같은 걸 말하는 건 아니다. 보통 거리가 50km 이상이 되면 울트라 마라톤이라고 부른다. 여하튼 나는 그 설문지를 통해 내가 울트라 러너로서 준비가 되어 있는지 알아보고 싶었다. 이 설문지가 내가 직접 쌓아온 달리기 경험보다 더 잘 파악해줄 수 있는 것인 마냥…. 나는 모든 질문에 정직하게 체크를 했다. 아직도 정확하게 기억나는 질문 하나가 있다. "달리는 동안, 다 달리고 난 후에 즐길 샤워를 기대하나요?" 나는 이 질문에도 체크했다. '당연히 너무도 샤워하고 싶지!' 그러면서 울트라 러너로서의 내 경력은 시작도 하기 전에 끝이 났다. 이 잡지에 실린 내용에 따르면, 진정한 장거리 달리기 선수들은 샤워가 아닌 달리기가 주는 그 자체의 즐거움 때문에 달린다. 나도 이 내용을 믿고 싶다. 하지만 이 편집자는 차가운 소나기가 쏟아질 때 직접 달려본 적이 단 한 번도 없었던 듯하다.

생생한 삶을 위해
온몸을 자극하자

앞서 설명했던 고강도 간헐적 훈련인 HIIT 외에도 우리의 건강 상태를 엄청나게 향상해줄 멋진 방법이 하나 더 있다. 최대산소 섭취량은 동전의 한 단면일 뿐이다. 물론 지구력과 잘 기능하는 심혈관계는 중요하며, 건강과 더불어 장수를 위한 주된 조건이다. 하지만 앞서 언급했듯이 건강한 상태는 너무 빨리 숨이 차지 않는 것 그 이상을 의미한다. 우리에게는 지구력뿐 아니라 근력, 순발력, 협동력, 유연성, 안정성이 필요하다. 간헐적인 심장 강화 훈련에만 의존해서는 이 모든 능력을 충분하게 단련할 수 없다.

한 발짝 더 나아가 우리에게는 전신을 자극하고, 근육을 체계적으로 사용하고, 평형감각을 훈련하고, 순발력을 자극하고, 근육 피로도를 줄여주는 훈련들이 필요하다. 이상적인 운동은 쉽게 배울 수 있고, 가능한 한 아무런 기구도 사용하지 않으며, 집에서건 여행

지의 호텔에서건 상관없이 언제 어디에서나 할 수 있어야 한다. 게다가 HIIT처럼 정해진 시간이 필요하지도 않아야 한다. 우리는 계속해서 게으를 거고, 정식 부스터 운동 영역에서도 최소의 노력으로 최대의 결과를 얻어내길 바라니까.

헬스장에 가면 트레이너들이 훈련 프로그램을 짤 때 우리가 심장 강화 운동을 원하는지, 아니면 힘을 기르고 싶은지 자주 묻는다. 그런데 그걸 결정할 필요가 전혀 없다면 어떨까? 심혈관계 훈련과 근력운동 사이에 딱 부러질 만한 경계선이 없다면? 오히려 서로서로 이어지는 영역이라면? 한 번에 두 마리 토끼를 다 잡을 수 있는 운동이 있다면?

전통적으로 근력운동은 산소가 필요한 혈액순환 운동과는 엄격하게 별개로 다뤄진다. 8~12주간 반복되는 훈련은 휴식 시간과 함께 운동들이 각각 바뀌고, 그러한 세트들이 반복되면서 하나의 완전한 훈련 프로그램을 형성하게 된다. 훈련 계획에 따라 며칠마다 요구되는 근육 집단들은 각각 다르고, 회복을 위한 휴식 시간도 함께

우리 게으른 자들이 꼭 알고 있어야 하는 것들

선택권이 있더라도
게으름뱅이들은 심혈관계 운동과 근력운동 중에서 딱 하나만 결정할 필요가 없다. 그냥 둘 다 하면 된다. 동시에!

계획된다. 복잡하지만 확실한 훈련 체계다. 이와 함께 전형적인 심장 강화 운동도 병행된다. 보통의 경우에는 몇 시간에 걸쳐 최대산소섭취량의 약 50%가 활용되지만, 집중적일 때는 최대 90%까지 쓰이기도 하며 중간중간 이루어지기도 한다.

그런데 힘과 심장 강화를 위한 이 훈련이 정말로 우리 게으름뱅이들을 위한 운동법일까? 모든 이가 비를 맞으며 몇 시간이고 달리고 싶어 하지는 않는다. 모든 이가 근육이 부스러질 때까지 쇳덩이를 들고 싶어 하지도 않는다. 전통적으로 구조화된 훈련은 게으른 자들의 세상에서는, 그리고 운동과 체력 훈련보다 해야 할 게 훨씬 더 많은 세상에서는 실행되기 힘들다. 부자이건 가난하건 상관없이, 삶에서 모두 어느 정도는 가지고 있는 것이 바로 시간이다. 그냥 그게 너무 많이 소요된다.

프리스타일 운동을 충분히 했다면, 격주로 하는 부스터 운동으로도 충분치 않다면, 이제는 터보 부스터 운동을 시도해보고 싶다면, 그런 당신을 위한 희소식이 여기에 있다. WHO가 권장한 75분을 화끈하게 채워주고, 건강을 위한 4:1 효과를 만끽하게 해주면서도 언제 어디에서나 누구의 도움도 받지 않고 행할 수 있는, 그것도 15분 이상 필요하지 않은 운동들이 진짜로 있다. 좋은 컨디션과 건강에 엄청난 효과를 가져다주는 마법의 프로세스인 HICT다.

HIIT와 HICT로
건강해지기

HIIT는 고강도 간헐적 훈련이라고 했다. HICT High Intensive Circuit Training는 고강도 순환 반복 훈련이다. 이때 내 몸무게와 의자 하나 말고 필요한 건 없다. 하나는 언제 어디에서나 우리에게 늘 있는 것이고, 다른 하나는 프리스타일 운동 때부터 남아 있었던 거다.

순환 반복 훈련의 게으름뱅이 유형에서는 자기 몸무게에 맞는 훈련들이 서로서로 연결되면서 지구력뿐만 아니라 심장 영역도 단련된다. 훈련 때 몸의 근육 그룹은 각기 바꿔가면서 사용되기에 한 근육이 쓰이는 동안 다른 근육은 쉴 수 있다. 그래서 시간을 절약해줄 뿐 아니라 이상적인 훈련 강도도 만들 수 있다.

연구들에 따르면 이러한 훈련 형태는 전반적인 건강 상태를 향상시키고, 정상 체중 유지에도 큰 효과가 있다. 이 훈련은 특히 피

정확하게 알고 싶은 게으름뱅이에게

HIIT와 HICT

HIIT로 심혈관계를 향상하고 최대산소섭취량의 값을 높이는 한편, HICT로는 혈액순환과 근육을 단련하게 된다. HICT는 이 두 가지를 같이 단련하는 최고의 방법이다.

하지방, 그러니까 우리를 지독히 괴롭히는 지방 덩어리들을 아주 멋지게 사용해낸다. 게다가 심장 강화 운동만 해서 얻게 될 효과보다 그 정도가 훨씬 더 크다. 훈련하는 동안 스트레스 호르몬과 성장 호르몬이 강하게 방출되기 때문이다. 이러한 호르몬들은 HICT 직후에도 한동안은 '야심 가득한 게으름뱅이들'의 혈액 속에 남아 있을 수 있다. 이때 결정적인 요인은 훈련들 사이사이 이루어지는 몇 초밖에 안 걸리는 짤막한 쉬는 시간일 것이다. 짧은 휴식 시간은 시간을 절약해주며 몸에도 엄청난 효과를 가져다준다. 훈련 중 어떤 근육들은 다시 사용되는 한편, 다른 근육들은 쉬기 때문이다.

그런데 HICT 때 지방 소모만 엄청나게 이뤄지는 건 아니다. 심혈관계도 적지 않게 다뤄진다. 이 훈련으로 역시나 함께 상승하는 최대산소섭취량으로 단 몇 분밖에 안 걸리는 짧은 운동 시간임에도 HICT는 우리 게으름뱅이들이 너무도 갈망하는 부스터 운동과 별반 다르지 않은 효과가 있다.

체중 정상화, 근육 단련, 좋아진 호흡만으로는 충분하지 않다고? 오케이, 그럼 카드 한 장을 더 내놓겠다. 연구들 또한 HICT가 몸 세포에 미치는 인슐린 효과를 향상해준다는 걸 입증했다. 이는 당뇨병 환자들만 좋아할 정보는 아닐 거다. 내가 마라톤 때 경험했던 메트포민 이야기를 기억하는가? 항노화 전문가들이 요즘 장수의 미래로 점치고 있는 바로 그 신진대사 체계에 HICT가 영향을 미친다. 약을 먹으면 생길 수 있는 어떤 부작용이나 위험 하나 없이! 이 인슐린 효과를

랫 핑크에 대항하는 스트리크

내면의 랫 핑크를 교육하는 멋진 방법들 가운데 하나는 이른바 스트리크streak
로, 실상 '습관'이라는 단어를 멋들어지게 부르는 영어 표현이다. 그런데 스트리
크는 일반적인 습관 그 이상이다. 내가 뭔가를 스트리크로 행한다면 매일 한다
는 소리다. 그것도 어떤 예외도 없이. 러너들 사이에서는 스트리크가 꽤 잘 알려
져 있다. 매일 최소한 1마일씩 달리는 열정적인 사람들이 진짜 있다. 비가 오나
눈이 오나, 설령 지금 세상이 두 쪽이 나더라도 상관 않고 달리는 사람들. 그들은
예외 없이 매일 달린다. 2017년 2월, 달리기 잡지 〈러너스 월드Runners World〉
에는 세상에서 가장 긴 스트리크에 관한 기사가 실렸다. 52년 하고도 39일! 당시
78세였던 론 힐Ron Hill은 이 엄청난 짓을 2017년 1월 29일에 드디어 끝냈다.

스트리크를 하는 사람들을 나는 개인적으로는 경애하지만, 스포츠 전문의로서
는 아주 걱정스럽게 생각한다. 항상, 매일, 심지어 건강이 좋지 않은 때에도 달리
는 건 생명에 위협을 줄 수도 있다. 감기 질환들이 심장 근육에 영향을 미치는 수
준으로 넘어가는 경우가 적지 않다. 심장 근육에 염증이 있으면 운동은 절대 금
물이다. 그렇지만 콧물이 난다는 이유만으로 누가 수년 동안 스트리크를 한 사
람을 말릴 수 있겠는가. 설령 그렇게 하는 게 그에게 더 좋을지라도 말이다.

그런데 힘을 좀 뺀 스트리크는 랫 핑크를 길들이는 데 탁월한 방법이다. 일주일
에 이틀은 스트리크를 하지 않고 자신이 원하는 걸 마음대로 할 수 있다면, 아플
때도 운동을 해야만 하는 중독 상태에 빠지지는 않는다. 그리고 중요한 점 하나.
스트리크를 하는 날에는 "오늘 운동해야 할까요?"보다는 "오늘 '언제' 운동해야
할까요?"라고 질문하자. 이거야말로 엄청난 차이를 만드는 적절한 표현이다. 하
하! 네 얼굴 좀 봐봐, 랫 핑크!

얻기 위해 얼마나 오래, 자주 훈련해야 하냐고? 연구자들이 답을 주고 있다. 매주 8분, HICT면 충분하다! 이거야말로 게으른 사람들을 위한 바이오해킹이다!

그렇지만 근육 피로 해소와 지방 대사 변화와 같은 다른 효과들도 함께 만끽하려면 이 운동들을 확실히 더 자주 할 필요가 있다. 그래서 나는 이 HICT 요술 막대기를 일주일에 5번 잡는다. 그리고 회복 차 이틀간 쉰다.

하지만 HIIT와 마찬가지로 HICT 역시 주치의로부터 허락을 받은 다음에 시작해야 한다. 이 부스터 운동 때도 우리 건강의 실

우리 게으른 자들이 꼭 알고 있어야 하는 것들

게으름뱅이들에게 HICT가 마법의 프로세스인 이유

이상적인 HICT 프로그램은 다음의 조건들을 갖추고 있다.

- 모든 대근육 집단을 사용한다.
- 근력뿐만 아니라 심혈관계도 단련된다.
- 근육 집단들은 동시에 체계적으로 온몸에 분포되며, 부조화는 발생하지 않는다.
- 운동들은 기능별로 각각 상대적으로 작용하는 근육들을 바꿔가며 사용하도록 계획된다. 그때그때 사용되지 않는 근육들은 잠시 쉬게 된다.
- 한 운동으로 맥박이 마구 뛰게 되면, 다음 운동은 심혈관계가 다소 진정될 수 있는 운동으로 구성된다.
- 운동의 강도는 훈련 상태에 따라 그냥 스스로 맞춰 나가면 된다.
- 운동들은 언제 어디에서나 실행할 수 있고 시간도 얼마 걸리지 않는다.

체가 건드려진다. 이 운동을 하려면 충분하게 건강해야 하고 운동 능력도 충분하게 갖추고 있어야 한다. 모든 운동이 모두에게 적합한 건 아니기에 의료진이 몇 개 변형시킬 수도 있다. 예를 들어, 몇몇 정적 수축 운동은 고혈압이 있는 사람들과는 맞지 않을 수 있다. 이에 관해서는 주치의와 상담하는 게 최상이다.

일반적으로 운동은 오래하면 할수록 부담이 점점 더 줄어든다. 그렇지 않다면 오랫동안 그 운동을 해올 수 없었을 것이다. 내 신진대사 작용에 최상의 효과를 가져다주고 싶다면, 고강도 운동의 4:1 규칙(보통 강도의 운동보다 고강도 운동이 우리 건강에 가져다주는 4배의 효과)에 따라 땀을 확 흘려야 한다. 그렇지만 훈련 프로그램 한 세트마다 내가 각 운동을 15~20번 반복해서 할 수 있을 정도로 운동 강도를 맞춰야 한다. 그래야 신진대사에 최대 효과가 작용한다. 이러한 이유에서 활동 시간은 늘 30초로 유지된다.

차가운 빗속에서 달리는 내 모습을 생각하면서 이를 짧게 해보자. 운동 하나에 30초! 그걸로 충분하다! 모든 걸 쏟아붓는 30초 가운데 몇 초는 다음 운동을 준비하는 데 필요한 휴식에 쓰인다. 이상적인 건 10초. 그리고 30초 이상은 절대 안 된다. '불완전한 회복' 효과를 우리 자신을 위해 쓰고 싶은 거니까. 잠자기 위해서가 아니고!

4분간의 운동 후 이미 최대산소섭취량이 상승하고 인슐린 효과가 향상되기 시작할지라도 몸의 다른 부위들에 긍정적인 효과를 미치기 위해서는 좀 더 오랫동안 운동하는 게 좋다. 이때 적용되는

휴식은 나중에

불완전한 회복은 완전하게 회복하지 않음을, 그리고 그렇게 하면 안 됨을 의미한다. 이로써 우리가 완전하게 회복했을 때보다 더 강한 운동 효과를 볼 수 있다.

룰은 약하게 운동할수록 더 오래 견뎌내야 한다는 것. 다시 말해, 진짜로 모든 걸 쏟아붓는 게 아니라면 좀 더 오래 운동을 하자. 하지만 진짜로 전력을 다했고, 이마에 땀이 마구 맺히고, 나와 이 책이 원망스럽고, 마구 욕해댈 숨조차 더는 쉬어지지 않는다면, 그때는 그저 7분만 하면 된다. 거기에 준비운동 5분과 마무리 단계에 하는 쿨다운 3분. 이렇게 최적의 15분만 딱 하는 거다. 그리고 일주일에 5번. 그럼 짜잔! 정확하게 75분. 뭐, WHO 점수와 완전한 4:1 효과에는 아직 다 미치지 못하지만.

게으름뱅이들을 땀 흘리게 하는
최상의 운동

이제는 이상적인 훈련 프로그램을 실행할 차례다. 내가 이걸 직접 고안하지는 않았다. 그렇기에 2013년 미국 스포츠의학회 ACSM의 저명한 학술 저널(《Health & Fitness Journal》)에 이 프로그램을 발표한 플로리다 올랜도의 연구원 브렛 클리카Brett Klika와 크리스 조던Chris Jordan[9]에게 존경을 표한다. 그런데 이 운동들은 순서대로 딱딱 맞춰 실행해야만 최적의 효과를 낼 수 있다. 운동당 30초, 운동 교대 휴식 시간은 10초.

처음부터 끝까지 한 번 쭉 하면 보통 그걸로도 충분하다. 하지만 스스로 원한다면 최대 3번까지 반복해도 괜찮다. 그래도 과부하가 걸리지 않도록 처음 며칠 동안은 천천히 시작하자. 이 점은 꼭 기억하자. 고강도 훈련은 몸의 몇몇 부위만 자극하며 우리 역시 지나친 부담을 갖고 싶진 않다는 사실. 그리고 늘 그렇듯이 여기서 해당하는 사항이 있다. 시작 전 주치의와 상담하자!

본격 훈련에 들어가기 전에 먼저 가벼운 준비운동을 해야 한다. 간단한 조깅을 뛰어보자. 제자리 뛰기를 해도 괜찮다. 학교 체육 시간이면 어김없이 했던 틀에 박힌 준비운동을 기억할지 모르겠다. 짜증 나고 재미없었다. 그렇지 않은가? 요즘에는 '무브먼트 프렙스 Movement Preps'를 한다. 멋들어지게 들릴뿐더러 실제로 멋지기까지 하다. 프렙스의 목적은 곧 설명할 운동들에 맞춰 몸의 조직을 준비시키는 것이다. 몸의 심부 체온이 올라갈수록 힘줄, 인대, 근육도 유연해진다. 그렇기에 앞으로 설명할 운동들은 가볍게 달리면서 천천히, 스스로 통제하면서 실행해야 한다. 그래야 몸의 모든 조직이 움직임의 반경에 적응된다.

그런데 무브먼트 프렙스는 예전에 한번 해봤던 그런 엄청난 스트레칭이 아니다. 운동 전에 스트레칭을 했다가 자칫하면 운동 능률이 오히려 떨어질 수도 있다. 전형적인 무브먼트 프렙스를 몇 가지 살펴보자.

다리 좌우로 돌리기

등을 대고 누운 다음, 양옆으로 팔을 벌리자. 그런 다음, 양쪽 무릎을 90도로 접는다. 두 다리를 모아 무릎이 양옆 바닥에 닿을 때까지 오른쪽, 왼쪽으로 내렸다가 다시 올리자. 이때 어깨는 바닥에서 떨어지지 않게 하자.

엉덩이를 들고 엎드리기

요가 때 이 운동을 배운 사람들도 몇몇 있을 것이다. 바닥에서 네 발 자세를 취하자. 이때 양발은 골반 너비로 벌리고, 무릎은 엉덩이 아래에 위치해야 한다. 팔은 어깨높이로 유지하면서 뻗는다. 그러고는 무릎을 쭉 펴면서 엉덩이를 하늘 쪽으로 향하는 엎드려 뻗쳐 자세를 만든다. 이 자세를 몇 초간 유지한 다음, 무릎을 구부리자. 몇 차례 반복하면 끝.

양쪽 다리 앞으로 구부리기

양발을 벌리고 선 다음, 오른쪽 다리를 앞으로 뻗으면서 런지 자세를 취해보자. 그런 다음, 양손을 오른발 안쪽 바닥에 대자. 더

할 수 있다면 팔 아래쪽과 팔꿈치가 바닥에 닿을 정도로 굽혀도 좋다. 이때 뒤쪽 무릎이 바닥에 닿아서는 안 된다. 이 자세로 잠시 머무르다가 일어난 다음, 다리를 바꿔서 해보자.

양쪽 다리 옆으로 구부리기

똑바로 선 다음, 다리를 골반 너비로 벌리자. 발가락 끝은 앞을 향하게 하고, 왼쪽 다리는 뻗고 오른쪽 무릎은 구부린다. 발가락 끝은 계속해서 앞을 향해야 한다. 그래야 완벽한 스트레칭이 된다. 운동하는 내내 몸통은 곧아야 한다. 양쪽으로 반복하면 된다.

준비운동과 운동을 준비하는 과정은 5분 이상 소요되면 안 된다. 그러면 운동 자체가 방해된다. 자, 그럼 이제부터 게으른 사람들을 위한 풀 파워 운동을 소개한다. 순서대로 하나씩 해보고, 가능하면 최대 3번까지 반복해보자. 이 운동들을 할 때만큼은 게으름뱅이라고 할 수 없을 것이다.

점핑 잭

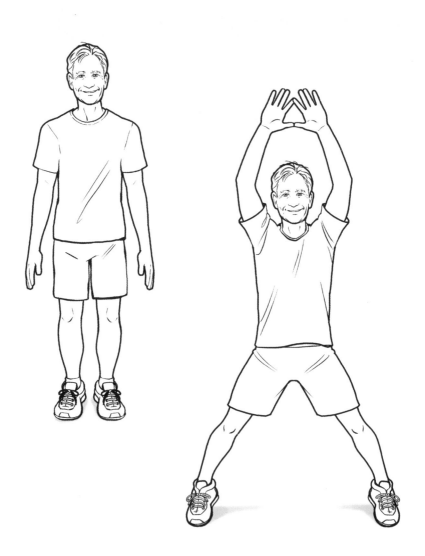

근력과 심장 단련을 위한 운동을 시작하자. 흔히 '팔 벌려 뛰기'라고 부르는 이 운동은 학창 시절 체육시간에 한 번쯤은 해봤을 동작이다. 자신의 체중을 이용한 유산소운동이면서 평소 움직임이 한정된 어깨와 고관절의 가동 범위를 넓혀주는 운동이기도 하다. 움직임의 반경이 크면 발끝에서부터 엉덩이, 어깨 너머 목뼈까지 전신 훈련이 가능하다. 이 운동을 하면 준비운동도 조금 더 길어진다.

강도는 점프 속도로 적절하게 조절할 수 있다. 초보자는 천천히 뛰고, 숙련자는 빨리 점프한다. 하지만 지금 가지고 있는 능력 선에서 모든 걸 쏟아붓자. 우리 건강을 위한 4:1 효과, 그리고 후세대 바이오해커로서 최대의 결과물을 끌어내고 싶다는 사실을 기억하자.

건강 효과

작은 동기가 필요하다고? 그렇다면 이 손쉬운 운동으로 단련되는 근육들을 한번 살펴보자.

- 대퇴사두근(허벅지 앞 근육)
- 대퇴이두근(예전부터 유명한 이두근의 큰형으로, 팔이 아닌 다리에 있을 뿐. 이때의 역할은 구부림)
- 하퇴삼두근(무릎을 구부리고 발을 뻗게 하는 장딴지 근육. 내가 가진 유일하게 진짜 잘 만들어진 근육으로 러너들에게는 흔한 근육)
- 허벅지 내전근(허벅지 안쪽에서 쭉 뻗어진 다리를 당겨주는 근육)

- 허벅지 외전근(내전근의 적수로, 펼쳐주는 역할)

- 대둔근(엉덩이 모양을 잡아주는 근육)

- 삼각근(어깨에서 가장 큰 근육으로 어깨 모양을 아름답게 만드는 역할)

- 상완근과 이두근(전설적인 이두근을 의미. 점핑 잭Jumping Jack을 열심히 하면 튼튼한 팔뚝으로 성장)

- 복직근(배에 있는 근육, 식스팩! 뛸 때 균형을 잡아주며 해변에 서 있을 때 멋짐 폭발)

단순해 보이는 이 운동의 기가 막힌 효과들을 보자. 전신 근력을 키워주는 건 기본이고, 다이어트와 신체 균형감을 위해서도 이만한 운동이 없다.

제대로 하려면

① 똑바로 선 다음, 양발을 어깨너비로 벌리고 등을 꼿꼿이 세우자. 앞을 바라본 다음, 양팔을 몸통 옆으로 살짝 내려놓자.

② 위로 훌쩍 뛰어오르자. 이때 코어를 안정적으로 꼿꼿이 유지하기 위해 배에 힘을 주자.

③ 뛰어오를 때 다리는 양쪽으로 벌리고, 팔은 머리 위로 올리며 손뼉을 치자. 그런 다음, 양발을 어깨보다 넓게 바닥에 착지하자.

④ 쉴 시간은 없다. 바로 다시 뛰어올라야 한다. 양팔을 몸통 옆에 붙이고 양발은 어깨너비로 벌리자.

⑤ 30초 동안 반복하자.

그리고 늘 그렇듯이, 처음에는 천천히 적은 횟수로 시작하고 한 주 한 주 지나면서 속력을 높이고, 횟수도 늘려보자. 전신에 주어지는 엄청 난 긴장감에 늘 주의하면서, 관절 보호를 위해 최대한 가볍게 뛰자. 한 번쯤은 아무 소리도 안 나게 뛰어보자. 물론 바닥으로 떨어지는 땀방 울들은 제외다. 땀은 우리 몸에서 떨어져 나가는 약함 그 이상도 그 이 하도 아니다.

짧은 순간의 풀 파워

월싯

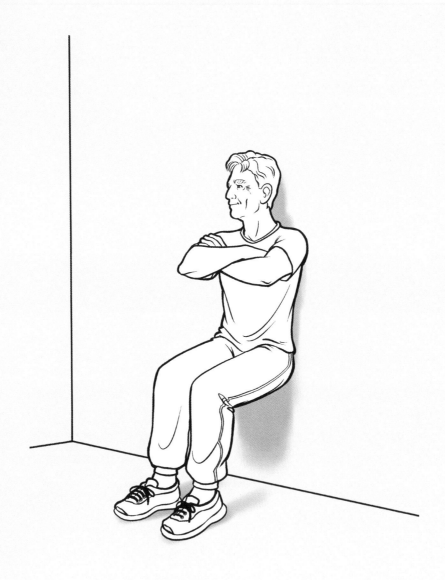

앉는 게 쉽다고 생각하지 말자. 적어도 의자가 없는 상황이라면 그렇다. 그런데 점핑 잭과는 달리 월싯은 근육 신장이 없는 근육 운동이다. 이 말은 즉, 근육은 완전히 긴장되지만 길이 변화는 없다.

건강 효과

엉덩이 및 허벅지의 근육을 제대로 단련해보고 싶다면, 그러면서 등 근육에도 자극을 좀 주고 싶다면 이 운동이 딱이다.

제대로 하려면

① 벽과 등을 마주한 채로 서되, 벽에서 한 발짝 정도 떨어지자. 이때 발은 엉덩이 너비로 벌리자.

② 이제는 등을 벽에 기대고 천천히 앉아 있는 자세를 취해보자. 의자에 앉아 있는 듯한 자세, 엉덩이와 무릎을 90도로 구부린 자세다. 하지만 한 가지 사실을 잊지 말자. 엉덩이 밑에 의자는 없다.

③ 벽을 등으로 누르며 몸통을 곧게 유지하자. 숨 쉬는 것도 잊지 말자.

④ 30초 동안 유지하자.

부드럽고도 침착하게 미소 짓는 걸 잊지 말자. 초보자는 허벅지에 손을 대고 시작해도 좋다. 숙련자는 손을 높게 들어 올리고 해보자. 이 운동은 프리스타일 운동에도 동일하게 있었다. 얼마나, 어떻게 하느냐에 따라 효과의 차이는 크다.

푸시업

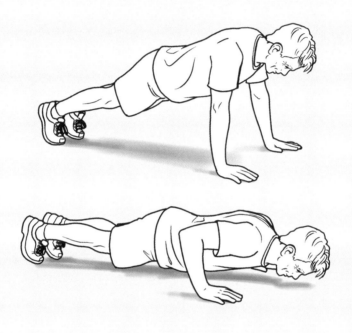

전형적인 운동법이지만 많은 이가 생각하는 것처럼 그렇게 막 쉬운 운
동이 아니다. 푸시업을 제대로 한 사람은 자기 삶 역시 잘 다룬다는 말
까지 있을 정도니까.

푸시업은 손의 위치를 어떻게 하는가에 따라, 다리를 어떻게 굽히고
펴는가에 따라, 혹은 얼마나 역동적으로 행하는가에 따라 그 종류가
엄청나게 다양하다. 우선은 기본에 집중하자.

건강 효과

푸시업은 무엇보다 팔과 가슴을 단련하는 운동이다. 하지만 직접 해보면 알겠지만, 배와 등도 적잖지 않게 다뤄진다. 운동하는 동안 우리의 몸통이 쫙 펴진 채로 유지되기 때문이다.

제대로 하려면

① 무릎을 꿇고 양손을 바닥에 대자. 손은 어깨 아래에 위치하도록 하자. 손가락 끝은 앞을 향하게 하고 손가락들은 모두 모은다. 다리를 뒤로 뻗는 동안, 등은 곧게 펴고 머리는 척추를 쭉 늘려준다는 점에 유의하자. 초보자는 우선 무릎을 구부려 바닥에 대고 해도 좋다.

② 이제 천천히 팔을 굽혀 코가 바닥에 거의 닿을 정도로 내려가보자. 이때 코가 긴 사람이 좀 더 유리할 거고, 납작코인 사람들은 최선을 다해야 할 거다. 팔꿈치는 바깥을 향하게 하면서 약간 뒤로 기울어지게 한다.

③ 엄청 중요해서 한 번 더 언급하자면, 등과 배 근육은 이미 긴장된 상태다. 등이 굽거나 허리가 접히지 않도록 주의하고 엉덩이가 하늘로 치솟지 않도록 하자.

④ 그럼 다시 계속해보자. 팔을 펴서 올라오되, 완전히 다 펴지는 말자. 그래야 팔꿈치가 보호되고 운동 효과도 더욱 좋다.

⑤ 30초 동안 반복하자.

그만한 가치가 있는 고통이다. 흔히들 말하지 않는가. "고통은 사라지고, 자부심은 남는다!"

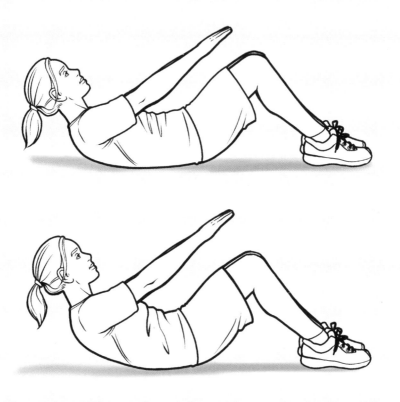

가능하기만 하다면 나는 커피를 마시러 가고 이 운동은 당신 혼자서
해보라고 말하고 싶다. '배 누르기'를 '크런치Crunch'라 부른다고 해서
더 멋져지는 건 아니다.

건강 효과

안정적인 코어를 가지고 싶다면, 이 운동을 그냥 해봐야 한다.

제대로 하려면

① 바닥에 누워보자(여기까지는 이 운동이 엄청 쉽다). 머리 뒤로 손이 가서는 안 된다. 그러면 운동이 부적절하게 행해질 수 있다. 무릎은 90도로 구부리고 발바닥은 바닥에 평평하게 댄다.

② 어깨를 위로 들어 올리는 동안에도 발은 계속해서 바닥에 놓아둔다. 등 아랫부분은 편하게 바닥에 댄다. 뭐, 이걸 편하다고 말할 수 있다면 말이지.

③ 가슴을 무릎 방향으로 올리는 동안 등 위쪽만 살짝 동그랗게 만다. 어깨는 아주 살짝만 바닥에서 떼어놓는다. 그것만으로도 충분하다.

④ 척추를 쭉 늘인다는 느낌으로 머리를 똑바로 유지한다. 이게 손을 머리 뒤로 놓지 말아야 하는 이유이기도 하다. 첫 번째 이유는 경추가 외부의 어떤 자극이나 도움 없이 긴장되길 바라서다. 두 번째 이유는 고개를 숙이는 자세로 머리가 앞으로 굽혀지는 걸 방지하고자 함이다. 목 뒤에 손을 놓으면 그런 자세가 나올 수 있다.

⑤ 이 자세를 잠시 유지한 다음, 머리를 다시 바닥으로 내려오자. 하지만 바로 다시 시작되기에 쉬는 건 아니다.

⑥ 30초 동안 반복하자. 살면서 시간이 지지리도 안 간다고 느껴질 때가 두 번 있다. 치과 진료와 크런치. 아, 뒤에 하나 더 있다.

의자 스텝업

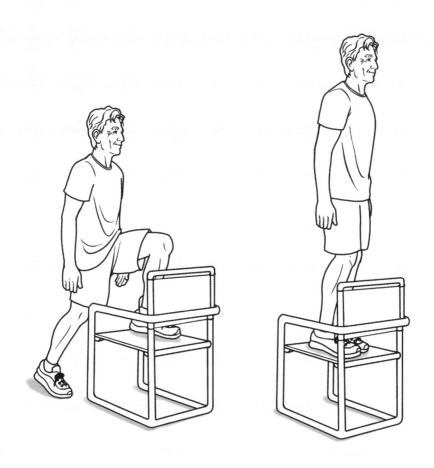

이 운동을 할 때 우리는 계단을, 그것도 아주 높은 계단을 오르는 척하
게 된다.

건강 효과

다리의 거의 모든 근육이 단련되고, 심혈관계에도 제대로 된 활기를 불어넣게 된다.

제대로 하려면

① 왼쪽 다리로 의자에 오르면서 오른쪽 다리는 뒤따라 오게끔 하자. 상체가 꼿꼿이 유지되도록 주의하자.

② 처음엔 왼발, 그다음엔 오른발이 바닥에 닿게 하면서 다시 의자에서 내려오자.

③ 15초 동안 반복한 다음, 방향을 바꾸자. 이번에는 오른쪽 다리로 15초 동안 반복하자.

주의사항! 흔들대는 의자는 사용하지 말자. 넘어지거나 미끄러지지 않기 위해 사용하는 의자나 벤치가 충분히 안정적이고, 우리의 체중을 충분히 견딜 수 있는지에 주의하자.

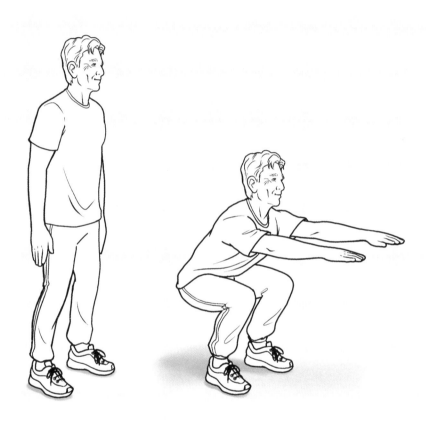

스쿼트는 무릎을 굽히는 운동이다. 이 운동이 쉬워 보여도 저만의 심술스러운 면도 가지고 있다.

건강 효과

프리스타일 운동인 '의자 스쿼트'의 고난도 버전으로 이 운동은 하체를 단련해준다. 지구력을 강화해주고 (당신이 졸지 못하게) 원활한 혈액순환도 도와준다.

제대로 하려면

① 양발을 골반 너비로 벌리자. 무릎은 살짝 구부리고 팔은 앞으로 뻗는다.

② 무릎만 구부리고 엉덩이는 아래로 향하게 하여, 허벅지와 장딴지가 90도가 되도록 만들자.

③ 그런 다음, 다시 위로 올라오자. 이때 관절 보호를 위해 무릎을 완전히 다 펴지는 않는다.

④ 30초 동안 반복하자.

무릎을 구부릴 때 무릎이 발가락 끝보다 앞으로 나가지 않게 주의하자. 자기 자세를 확인하는 데 큰 거울이 도움이 될 수 있다.

의자 삼두근 딥

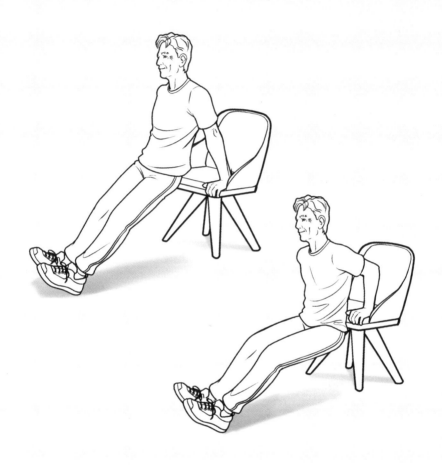

앞서 사용한 의자를 그대로 사용해도 된다. 이제 팔 윗부분이다. 이두
근 운동은 누구나 할 수 있다. 이제는 삼두근 차례다.

건강 효과

이 운동은 상체를 단련해준다. 특히 팔 윗부분에 힘이 엄청나게 들어
간다.

제대로 하려면

① (안정적으로 놓여 있는) 의자에 앉은 다음, 앉는 부위의 제일 끝부분을 양손으로
   잡는다. 이때 손등이 앞을 향하게 한다.

② 다리를 쭉 뻗었을 때의 길이만큼 다리를 앞쪽으로 뻗는다. 그런 다음, 팔을 살짝
   구부리고는 엉덩이가 공중에 뜰 때까지 의자 앞쪽으로 서서히 미끄러져 나간다.

③ 이제 계속해서 팔을 구부려서 엉덩이가 바닥을 향해 내려가도록 하자. 이때 등
   은 곧게 유지하자. 숨 쉬는 것도 잊지 말자.

④ 엉덩이가 충분히 내려갔다 싶으면 다시 위로 올라오자. 자, 팔을 뻗은 다음, 처
   음 시작 자세를 취하자. 그렇지만 팔꿈치는 완전하게 펴지 않도록 하자. 관절을
   보호해주며 운동 효과도 더 높여준다.

⑤ 30초 동안 반복하자.

앞서 프리스타일 운동에서도 소개한 동작으로, 프리스타일에서 발을
가까이했다면 이번엔 발을 멀리 해서 운동 강도를 높이자. 초보자는
의자 가까이에 발을 두면 되고, 우리 가운데 슈왈제네거들은 발을 앞
으로 멀리 쭉 내보내면 된다.

플랭크

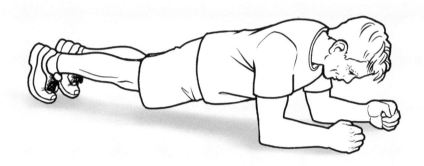

여기 멋진 이름과 멋지지 않은 이름 둘 다 가진 운동이 하나 더 있다. '플랭크'든 '팔뚝으로 버티기'든 원하는 대로 부르면 된다. 둘 다 똑같다. 하지만 저녁 모임에 가서는 팔뚝으로 버티기 운동을 했다고 말하기보다는 플랭크에 도전 중이라고 이야기하는 게 더 나을 거다.

건강 효과

플랭크는 코어를 가장 효과적으로 단련하는 운동이다. 우리가 매일같이 너무도 무책임하게 돌보지 않는 근육들에 다 좋다.

제대로 하려면

① 무릎을 꿇고 바닥에 팔뚝을 대며 엎드리자. 이때 팔꿈치는 어깨높이로 유지해

야한다.

② 발가락 끝으로 발을 세우고 등을 곧게 유지하는 동안, 시선은 바닥을 향하며 조용히 욕을 해도 좋다.

③ 30초 동안 유지하자. 엉덩이가 밑으로 내려가거나 하늘로 치솟아서는 안 된다. 몸을 일직선을 유지해야 한다. 그리고 미소 짓는 것 또한 잊지 말자. 숨 쉬는 것도 물론 잊어선 안 되겠다.

얼핏 보면 푸시업과 비슷해 보인다. 다른 점은 팔꿈치를 편하게 바닥에 대는 것, 그리고 위아래로 움직일 필요가 전혀 없다는 것이다. 하지만 플랭크를 과소평가하면 안 된다! 당신을 완전히 녹다운시킬 수 있다. 앞서 내가 이야기했던 시간이 안 가는 순간 중에 플랭크도 포함된다는 걸 잊지 말자.

무릎 높여 달리기

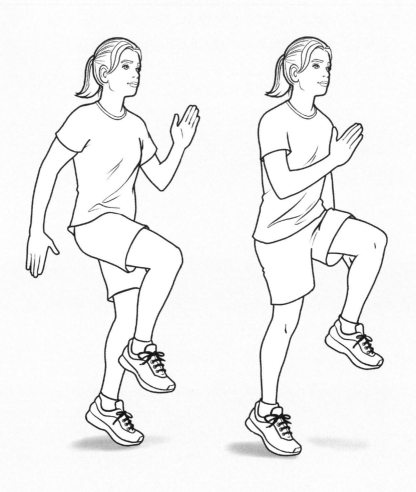

오랜 고집불통 운동들을 끝내고 다시 우리의 심혈관계에 활기를 불어

넣을 때가 됐다. 자, 무릎 높여 달리기를 시작해보자.

건강 효과

무릎 높여 달리기는 전신 운동이며 신진대사 작용을 제대로 활성화해 준다.

제대로 하려면

① 조깅하는 것과 다름없는데 숲속을 달릴 때보다 무릎만 좀 더 높여주면 된다. 그러면서 제대로 된 자극을 주게 된다.

② 30초 동안 반복하자. 무릎이 나도 모르게 점점 내려가지 않게끔 항상 주의하자.

스스로 호랑이 교관이 되어 소리를 질러대도 좋다. "더 높이, 이 약골 녀석아! 무릎을 올려! 이 쓸모없는 녀석, 벌써 그만두고 싶은 거야?" 그런데 제대로만 하고 있다면 이렇게 소리 지르고 싶은 마음이 싹 사라질 거다.

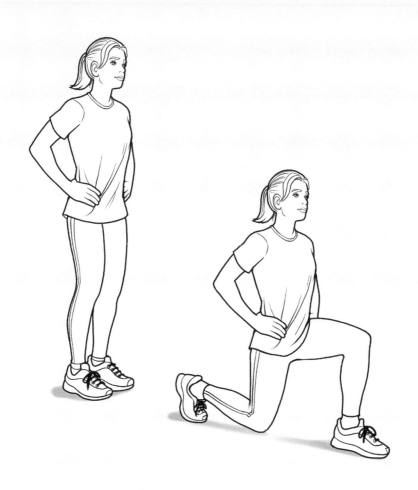

가장 기본적인 런지 동작으로, 보기에는 쉬워 보여도 제대로만 운동한다면 다음 날 제대로 걷지 못할 정도의 근육통을 경험할 수 있다.

건강 효과

이 운동은 하체를 단련해주며, 특히 허벅지와 엉덩이에 좋다. 혈액순환도 좀 더 안정될 수 있다.

제대로 하려면

① 똑바로 선 다음, 한 걸음 앞으로 나아가보자. 양손을 엉덩이 옆에 놓는데, 안정적인 자세를 취하는 것에 유의하자. 시선은 앞을 향하고, 앞에 나온 발은 보폭보다 좀 더 멀리 나와 있어야 한다.

② 다리가 약 90도를 이루게끔 굽히자. 상체는 위로 곧게 향하도록 하자. 무릎이 바깥쪽으로 향하거나 발가락이 바깥쪽으로 돌아가지 않게 주의하자.

③ 앞에 있는 다리를 밀면서 뒤에 있는 다리를 당겨오자.

④ 앞뒤 다리를 바꿔 다시 런지 자세를 취한 다음, 30초 동안 반복하자. 그럼 끝.

이 운동에서 아주 중요한 건 안정성이다. 그건 그렇고, 숙련자는 밑으로 내려간 자세에서 잠시 머물러도 좋다. 진짜 힘들 거다.

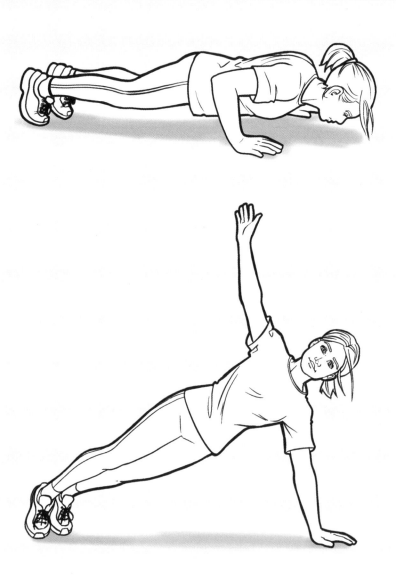

이제 당신은 전문가가 다 됐다. 그렇기에 이 운동에 관해 설명할 게 사실 별로 없다. 푸시업을 좀 어렵게 몇 번 더 하는 거다.

건강 효과

이 운동은 상체, 배, 등을 단련해준다. 운동하는 동안 몸통이 쭉 펴진 상태를 유지하자.

제대로 하려면

① 무릎을 꿇은 다음 양손을 바닥에 대자. 양손이 어깨 아래에 있도록 하며, 다리는 뒤쪽으로 뻗어준다.

② 이제 팔을 굽히자. 팔꿈치는 바깥으로 향하게 한 다음, 뒤로 살짝 기울여준다.

③ 팔을 다시 뻗되 관절 보호를 위해 완전히 쭉 펴지는 말자.

④ 상체를 오른쪽으로 돌려주면서 오른팔을 하늘로 향하게 뻗어주자. 그런 다음, 다시 원위치로 돌아오자.

⑤ 다시 푸시업을 한 후, 왼팔을 위로 뻗으면서 상체를 왼쪽으로 돌려주자. 그런 다음, 다시 원위치로 되돌아오자.

⑥ 30초 동안 반복하자.

아주 중요하기에 한 번 더 말하는데, 등과 배 근육은 긴장된 상태를 유지한다. 등이 구부러지지 않도록 하며 엉덩이가 하늘로 치솟지 않게 주의하자.

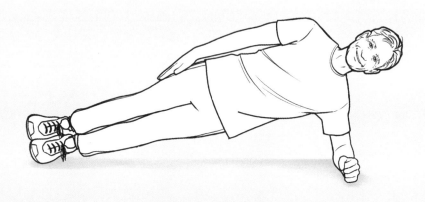

짧은 순간의 풀 파워

사이드 플랭크

사이드 플랭크가 순환 훈련의 마지막이다.

건강 효과

이 운동은 코어를 단련해준다.

제대로 하려면

① 바닥에 옆으로 누운 다음, 아래쪽 팔을 구부려 바닥에 댄다. 팔꿈치는 어깨 아래
　에 두고, 반대쪽 팔과 손은 허벅지에 살포시 올려놓는다.

② 몸이 일직선이 되도록 이제 엉덩이를 위로 들어 올리자.

③ 30초 동안 웃자. 숨 쉬는 것도 잊지 말자. 그런 다음, 방향을 바꾸자.

11 땀은 충분히 흘렸다!
이제부터는 쿨다운

순환 훈련의 마무리를 위해 모든 조직을 3분 동안 천천히 제자리로 돌려놓아야 한다. 작은 제자리 뛰기, 몇 번의 점핑 잭, 양팔 흔들기 등 우리를 훈련 상태에서 휴식 상태로 되돌려놓을 수 있는 방법들이 있다.

축하한다! 생생한 컨디션과 건강을 위해 고작 15분 동안 엄청나게 많은 걸 해냈다. 일주일에 5번이면 완벽하다. 운동 몇 개는 시간이 지나면서 좀 더 어렵게 해도 되지만, 천천히 할 필요는 있다. 중요한 건 꾸준히 하는 거다.

오랫동안 계속해서 동기부여가 되어 있기란 참 어렵다는 것을 나도 잘 안다. 하지만 이건 몇몇 운동에 관한 이야기가 아니라 우리의 새로운 삶, 새로운 자아 형성에 관한 문제다. 우리는 자신의 건강과 몸 상태에 주의를 기울여야 하는 인간이다. 삶과 자기 자신에 대한 특정 바람들을 가지고 있고, 그것을 충족시킬 필요가 있다. 자, 오늘부

HICT 순서

1. 무브먼트 프렙스를 하며 5분간 준비운동

2. 본격적인 순환 훈련에 돌입하기. 운동당 30초, 운동을 바꿀 때마다 10초간 휴식

   - 점핑 잭
   - 월싯
   - 푸시업
   - 크런치
   - 의자 스텝업
   - 스쿼트
   - 의자 삼두근 딥
   - 플랭크
   - 무릎 높여 달리기
   - 런지
   - 사이드 푸시업
   - 사이드 플랭크(오른쪽)
   - 사이드 플랭크(왼쪽)

3. 쿨다운 3분

터는 "오늘 이걸 할까?"가 아니라 "오늘 이걸 '언제' 할까?"라고 바꿔
질문해보자.

　　　지금까지 활동과 움직임에 관해 아주 많이 다뤄보았다. 이
제는 무엇이 우리의 긴장을 풀어줄 수 있는지를 살펴볼 차례다. 스트
레스를 극복하고 평온함을 유지하는 일도 건강한 삶의 일부이기 때문

이다. 하지만 팔다리가 무거워진 것처럼 다 함께 잔디밭 위에 누워만 있지는 않을 것이다. 우리는 구름 위 행복한 세상에 사는 게 아니다. 운동과 활동에 있어 적정량이 필요하듯, 긴장 이완에도 '적당한' 시간에 '적당한' 양으로 '적당하게' 개입하는 게 중요하다.

이제는 몸이 아닌 정신에 집중해보자. 지금까지 우리의 근육들을 바꿔왔듯이, 지금부터는 우리의 뇌를 무자비하게 바꿔놓을 것이다. 바이오해킹! 하지만 긴장 이완과 스트레스 해소에 대해서는 훨씬 더 많은 게 다뤄진다. 우리 삶에 관한 문제니까! 엄청나게 막 편안한 문제는 아니다. 그렇지 않은가? 게다가 좀 놀랍기까지 할 거다. 제대로 된 긴장 이완은 처음엔 진짜 힘들 수 있으니까.

2부

정신

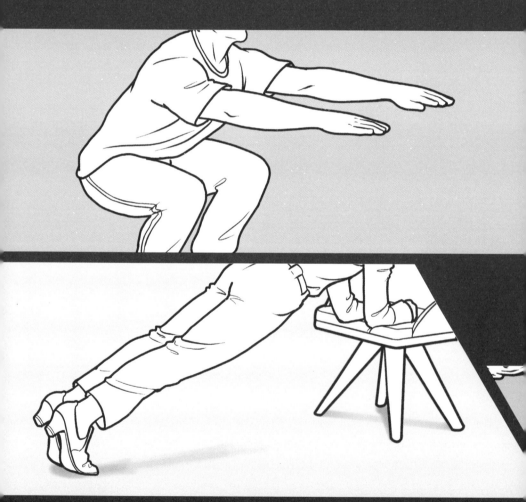

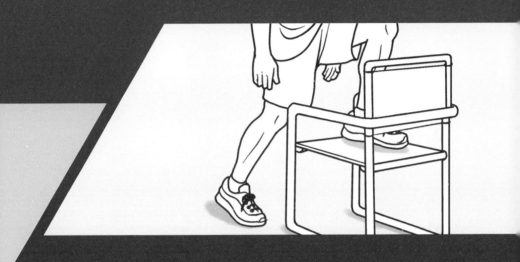

이제는 우리의 정신을 다뤄보려고 한다.
불면증, 불안한 심리 상태, 우울한 기분, 미래에 대한 불안 등이 줄어들 것이다.
우리의 정신은 신체 건강에도 영향을 미친다.
그렇기에 고혈압, 호흡곤란, 만성질환에서 변화가 나타나는 걸 느끼게 될 것이다.
다른 사람들은 당신에게 이렇게 물어볼 것이다. "요즘 왜 이렇게 편안해 보여?"
그러면 이렇게 대답하자. "게으름뱅이를 위한 기적의 건강법을 알거든!"

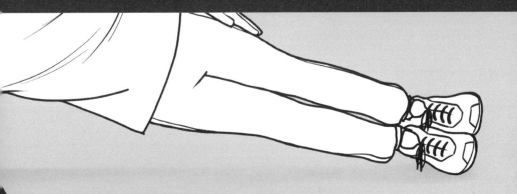

1 우리는 왜 우리의 생각을
견뎌내지 못할까?

베를린 장벽이
붕괴된 순간을 놓치다

인간의 삶 속에는 마음 깊은 곳에서 언제나 활활 타고 있는 순간들이 있다. 첫 키스, 아이의 출생, 골목길의 장난감 가게 창문에서 처음으로 본 모형 기차…. 그 순간들을 나중에 다시 생각해보면, 이것들은 보통 우리의 마음속 눈앞에 그려지는 이미지로만 나타나지는 않는다. 다른 감각들로도 적지 않게 기억되고 있다. 그렇지 않고서야 한 사람의 생애 속에 오랫동안 바래져 있던 바로 그 시간으로 불현듯 되돌아가지는 못한다. 그렇게 우리는 장난감 가게 창문 앞에 다시 서게 되고, 코끝에 닿은 유리의 찬기를 느끼게 된다. 빨리 갈 길을 가고픈 엄마의 재촉이 느껴지지만, 우리의 온 정신을 빼앗아간 장난감 기차가 달리는 모습을 한 번 더 보고 싶다. 그 순간만큼은 장난감 기차가 이 세상 전부다.

그런 순간을 나는 1980년대 말 열여덟 살 때 경험했다. 게다가 그 순간은 몇 분이 아닌 주말 전체였다. 철학 수업의 한 과정으로 우리는 주말에 어느 수도원을 방문할 예정이었다. 베를린에는 수도원이 없었기에 기차를 타고 독일 북부 지방으로 떠날 계획이었다. 일찍 출발할 예정이라 목요일 저녁에 나는 일찍 잠자리에 들었다. 잠들기 전, 내가 좋아하던 (이제 막 성년이 된 남자아이가 즐겨도 될 만한) 만화책을 몇 장 읽었고 주말을 기대하면서 기쁘게 잠들었다.

베를린 장벽이 붕괴한 다음 날인 1989년 11월 10일 금요일 아침이었다. 다른 독일인들처럼 내 마음속에 깊게 자리매김했던 그 주말은 그렇게 시작되었다. 장벽이 열렸다는 소식으로 부모님이 나를 깨웠다. TV에서 그 광경을 봤을 때 우리는 믿을 수가 없었다. 우리 집에서 고작 몇 킬로미터 떨어진 곳에서 새로운 역사가 쓰이고 있었다. 우리는 서로 껴안으며 울었고 지금 일어나고 있는 일을 쉽게 믿을 수 없었다. 한 가지는 분명했다. 그곳에 가고 싶다! 브란덴부르크 문으로 가서 이 세계적인 역사를 생생하게 경험하고 싶다!

학교 친구들이 베를린 장벽 위로 올라가 웃고 노래하고 축하하기 위해 브란덴부르크 문 방향으로 출발하는 동안, 철학 선생님은 원래 계획한 대로 수도원 탐방을 떠나야 한다고 고집했다. 우리는 불평불만을 늘어놓았다. 이것이야말로 역사적인 순간이고, 그러그러한 수도원 때문에 이 순간을 놓칠 수는 없었다. 선생님 이름은 프레드Fred

였는데, 그는 마음을 바꿀 생각이 전혀 없었다. 베를린 시내로 가면 안 된다고, 학교 의무는 의무이며 계획은 계획이라며 그의 생각은 확고했다. 결국 13b반의 철학 수업 분위기는 엉망이 됐고, 다른 사람들은 죄다 베를린으로 향할 때 우리는 욕을 해가며 지역 수도원을 찾았다.

그 주말의 핵심 주제는 '시간'이었다. 우리는 시간의 의미가 무엇인지를 철학적으로 규명해보기로 했다. 이를 위해 우리는 세월이 무색한 어느 수도원을 찾아갔다. 1초도 안 되는 시간에 독일과 전 세계가 완전히 다르게 변해가는 동안, 우리는 그저 시간을 붙들고만 있었다. 우리만 그 주말에 멈춰 있는 듯했다. 나라들이 붕괴해가고, 인생 행로들이 변화하고, 사람들이 서로 합쳐지고, 운명이 원래 예정된 제 길을 가는 것이 우리와는 아무런 상관없는 것인 마냥, 우리는 그저 관망하는 위치에서 바라보는 듯했다. 우리는 중립적인 위치의 관찰자가 되었고, 독일에서 베를린 장벽의 붕괴를 기뻐하지 못했을 뿐더러 그러한 감동들로부터 정신적으로 어떠한 인상도 받지 못하는 유일한 사람들이 된 듯했다.

우리의 정신이
고통받을 때

구전에 따르면 미국에는 100마일을 갈 때마다 잠시 머무르고자 길가에 앉는 원주민 부족이 있다고 한다. 그들은 뭘 기다리는 걸까? 영혼이 따라오길 기다린다! 하지만 우리의 정신은 그렇게 자주 따라오지 않는다. 삶은 한마디로 너무 빠르다. 1989년 베를린 장벽 붕괴와 같은 역사적인 사건들에서뿐만 아니라 지극히 평범한 일상에서도 마찬가지다. 경험한 사건들, 감정들, 그리고 끊임없이 우리를 때려대는 생각들로부터 우리는 이리저리 휩쓸린다. 우리는 강 위를 흘러가는 통나무처럼 우리의 삶 속에서 표류하는 듯하다. 그런데 그런 통나무와는 다르게 우리는 강의 흐름에 우리가 직접 영향을 미칠 수 있다는 환상 속에 놓여 있다. 그리고 이럴 때는 마구 눌러지고 저럴 때는 휘청거리면서 자신의 행동에 대한 무력함을 수시로 의심한다. 우리의 정신만 고통받는 게 아니다. 이러한 위선 행위는 우리의 몸도 그냥 지나쳐버리지 않는다.

　　　스트레스는 소리 없는 킬러라고 말한다. 물에 빠진 사람은 막 버둥거리지도 못하고 큰 소리로 도움조차 요청하지 못한 채, 대개 아무도 모르게 조용히 강에 빠져 죽는다. 그들에게는 수면 위로 떠오를 힘조차 없기에 큰 소리로 도움을 요청하는 데까지 힘을 낭비할 수도 없다. 그들처럼 우리는 자기 자신에 관해 별다른 주의를 기울이지 못한 채, 일상의 소용돌이 속으로 빠져들고 있다. 그렇다. 우리의 정신조차도 자기 자신에게 그렇게 많은 주의를 기울이지 않는다. 우리의 마음은 "도와줘요. 괴로워요!"라고 외치지 않는다. 우리는 스트레스의 소리를 듣지 못하고, 느끼지 못한다. 알아차렸을 땐 너무 늦었다. 물이

목까지 차오르고, 목구멍까지 차오르게 되면, 우리가 삶의 표면 아래로 가라앉고 한 번 더 숨을 깊게 들이마시고 싶다는 그 억누를 수 없는 바람을 느끼게 될 때, 그때서야 비로소 스트레스가 우리 몸과 우리 자신에게 얼마나 큰 영향을 미치는지를 깨닫게 된다.

엉망진창이었던
나의 첫 명상

어떻게 해야 스트레스를 극복할 수 있을까? 스트레스가 우리를 집어삼키지 않도록 하려면 어떻게 해야 할까? 길가에서 기다리는 것만으로 충분할까? 그렇게 하면 정신이 우리를 쫓아오거나 우리에게서 뚝 떨어져서 본연의 일을 하는 걸까?

그 당시 수도원에서 나는 적어도 그런 인상을 받았다. 독일이 통일하게 된 시대의 길가에 내가 앉아 있었고, 내 정신이 다가오길 기다렸다. 이건 말 그대로 그냥 이해하면 된다. 우리는 수도사들과 함께 둥그렇게 둘러앉아 아무것도 하지 않았다. 그땐 이걸 명상이라 불렀다. 1980년대에는 명상이 그렇게 보편적이지 않았고, 요즘처럼 어떤 고정된 이미지를 갖추고 있거나 상업화되어 있지도 않았다. 다시 말해 우리는 둥그렇게 둘러앉은 채 명상이란 걸 했다. 학생이었던 우리는 사실 명상이란 게 뭔지도 몰랐는데 말이다.

수도사들은 아주 쉬운 거라고, 자기 호흡을 따라 가며 다른 생각은 하지 않는 거라고, 그러면 나머지는 스스로 알아서 따라올 거라고 말했다. 덧붙여 주말이 끝날 무렵에는 깨우침이 있을지도 모른다고 했다. 그러면서 수도사들은 침묵했고, 눈을 감았고, 자기만의 내면세계로 사라졌다. 우리는 서로 쳐다보며 조용히 킥킥거렸다. 상황이 너무 이상했다. 하지만 어느 수도사도 함께 웃지 않았기에 킥킥거리는 짓도 금세 시시해져 전혀 우습지 않게 됐다.

나는 주위를 천천히 둘러봤다. 햇빛이 내리비치는 커다란 방, 방석이 몇 개 깔린 나무 바닥, 갈색 수도복을 입은 채 눈을 감고 있는 세 명의 수도사들, 히죽히죽하는 여덟 명의 학생. 프레드는 이미 눈을 감고 명상 중인 것 같았다. 아니면 그냥 그런 척하는 걸까? 겉으로 봐서는 알 수가 없었다. 적어도 그는 행복해 보였다. 아니, 행복하다는 표현은 잘못됐다. 그는… 혼이 나간 듯 보였다. 여기 있는 모든 게 그와는 동떨어져 있는 듯이. 수도원, 베를린 장벽, 수도사들, 학생들…. 프레드로부터 이 모든 게 멀리 떨어져 있는 듯했다.

나도 눈을 감았다. '명상을 어떻게 하는 건지 알고 싶었던 거잖아.' 그렇게 생각했다. '아무런 생각을 하지 않는다고? 그리 어려울 것도 없지.' 하지만 눈을 감았던 그 순간에도 내 생각은 멈추지 않았다. 내면의 눈앞에는 금세 여러 그림이 펼쳐졌다. 금요일 아침 TV 앞에 앉아 있는 부모님 얼굴이 보였다. 베를린 장벽과 브란덴부르크 문 앞의 트라비 Trabi 자동차들의 모습이 보였다. 수도원 안에서 눈을 감고 앉아 있는 수도사들이 보였다. 수도원으로 향하는 기차여행 그림들이 펼쳐졌다. 하지만 전혀 일어나지 않았던 모습들도 보였다. 다음 주 반 친구들의 놀란 모습들이 보였다. 내가 여기 수도원에 앉아 있는 동안, 내 단짝 친구가 자기가 얻어낸 베를린 장벽의 일부를 내게 보여주는 모습이 보였다. 내 내면의 목소리가 '얼마나 소중한 시간이야'라며 내게 속삭였다. 다른 목소리는 '이걸 너는 절대 용서하지 못할 거야'라고 말했다. 세 번째 목소리는 '명상 좀 해!'였다. 내 영혼은 달아나버렸다. 내가 하고 싶은 만큼 나는 길가에 앉아 있을 수 있었다. 하지만 내 영혼은 따라오지 않았다. 내 영혼은 길을 잃어버렸다. 다른 곳에 있었을 뿐만 아니라, 심지어 다른 시간대에 있었다. 어제에 있었고, 내일에 있었고, 모든 때에 있었다. 오늘만 아니었을 뿐.

나는 눈을 떴다. 철학 수업을 같이 듣던 친구들 모두가 그 새 눈을 감고 깊은 명상에 빠져든 듯 보였다. 나만 이 생각 저 생각으로 어슬렁댄 듯했다. '그럴 리 없어'라고 생각하며 나는 다시 눈을 감았다. '이제 숨을 따라 가보도록 노력 좀 해봐!' 나는 숨을 쉬었다. 충분히 깊은 숨이었을까? 나는 생각했다. '좀 빠른 것 같아. 천천히 하는 게 좋겠어. 천천히는 좀 더 평온한 거고, 좀 더 평온한 게 중요한 거잖아.' 그래서 천천히 깊게 숨을 쉬었다. 틀렸을 리 없었다.

내가 통제했던 숨이 몸에 산소를 충분히 전달하지 못하는 게 느껴졌다. 그래서 이번엔 좀 더 빠르게 숨을 쉬었다. 살짝 어지러웠다. 아버지는 쉰 살에 심근경색을 앓으셨고, 증조할머니는 심근경색으로 돌아가셨다. 이게 그 신호인가? 헛소리! 하지만 아버지와 증조할머니의 모습이 내 머릿속을 스쳐 지나갔다. 이상했다. 난 증조할머니를 뵌 적이 없었다. 하지만 내면에서 증조할머니는 그 모습을 뚜렷하게 드러냈다. 다른 세대, 다른 시간, 다른 장소인데도 증조할머니는 나의 이완 과정을 완전히 방해했다.

내 인생의 첫 명상 경험은 결국 엉망진창으로 끝났다. 깨우침을 얻지 못했고, 편안해지지도 못했다. 허리가 아팠고, 이와 동시에 짜증이 나면서 심심해지기도 했다. 내 무능함에 화가 나기도 했다. 이 모든 게 벌어지게끔 그저 놔두는 수도사들과 수업을 같이 듣는 친구들에게 화가 났다. 나 자신에게도 마찬가지였고, 심지어 내가 이곳 수도원에서 내 삶을 잃어버리고 있는 동안 베를린 장벽 위에서 역사의 한 부분을 쓰고 있을 친구들에게까지 화가 났다. 하지만 최고로 미웠던 건 이 모든 걸 주도한 프레드!

수도원에서 돌아온 후의 변화

하지만 나는 프레드에게 너무도 감사하다. 고맙다는 말을 할 수 있다면 좋을 텐데, 고등학교 졸업 이후 어찌 된 일인지 연락이 끊겼다. 한순간 나는 어른이 됐고 내 아동기와 청소년기, 그리고 그때의 선생님들과는 어떤 관계도 맺고 싶지 않았다. 새로운 친구들이 나타났고 새로운 경험들이 나를 기다리고 있었다. 하지만 어째서인지 요즘도 그때의 주말이 내 마음속 깊이 파고들었고, 어떤 시간보다 내 인생에 영향을 미쳤던 그 주말의 짧은 시간을 나는 종종 되돌아보곤 한다. 나는 프레드에게 너무도 고마움을 느낀다. 의식의 영역, 인간 존재의 영역은 그 전까지만 하더라도 내 삶에 어떤 영향도 미치지 못했다. 그 영역들을 그저 잠깐 바라봤던 순간이었지만, 그 순간은 그간 달려왔던 내 삶의 방향을 거의 눈치채지 못할 정도로 조금 바꿔놓기에 충분했다.

　　　수도원에서 돌아온 뒤, 철학 수업을 들었던 그 작은 무리는 뭔가 모르게 달라져 있었다. 말로 어떻게 설명하기 힘든 어떠한 경험이 우리를 하나로 묶어줬다. 내가 수도원을 방문하느라 베를린 장벽이 붕괴하는 순간을 놓쳐버렸다고 이야기하면 요즘에도 다들 마구 웃어댄다. 하지만 그 선택이 옳았던 듯싶다. 내 인생에서 또 한 번 장벽이 무너질 일이 있다 해도 나는 기꺼이 수도원을 찾을 것이다. 비록 그 당시엔 내 호흡을 따라 가지 못했고 잡다한 생각들조차 눌러버리지 못했다. 게다가 내 영혼은 어떻게 된 일인지 나의 어떤 도움도 받지 않고 짧디 짧은 그 순간에 내 몸을 이리저리 휘젓고 다녔었다. 하지만 어쨌건 내 마음속 원주민은 딱 맞는 시간에, 딱 맞는 곳에서 나를 기다리고 있었다. 내 정신은 베를린 장벽 붕괴에 있어 내가 이해하지 못하는 부분을 이해하는 부분으로 만들어냈고, 내 삶의 커다란 맥락 속에 이를 집어넣어서는 내 생애 가운데 이 사건이 속한 딱 그 장소에 성공적으로 고정해두었다.

그 당시 베를린에 있었던 친구들 다수는 몇 달이 지나도록 계속해서 이렇게 말했다. "정말 믿을 수가 없어!" 그 애들이 정확하게 뭘 말하고 싶었던 건지는 전혀 알 수 없었다. 그러나 내가 그것을 이해하지 못했던 건 내가 세계 역사에 반대해서가 아니라 나의 뇌 측두엽 편도체에 새롭게 형성된 시냅스 연결 때문이다. 이것은 내가 경험한 것을 나 대신 정서적으로 평가했다.

다른 친구들과는 다르게 우리 작은 철학자들의 뇌는 그 주말에 근본적으로 완전히 바뀌었다. 물론 (다행히) 우리 뇌를 지금까지 해부한 적이 없기에 추측에 불과하지만, 그 주말에 있었던 다양한 인지 행위들이 우리 뇌의 구조를 변화시켰다고 생각한다. 근육처럼 뇌도 유연하며, 사는 동안 특히 우리의 경험에 따라 항시 달라지기 때문이다. 베를린에 머물렀던 친구들은 앞서 언급한 주말을 대부분 '외부 세계'에 집중하며 보냈지만, 우리는 '내면'에 좀 더 가까이 다가갔다.

우리를 불행하게 하는
우리의 생각들

보통 우리의 관심은 외부의 것에 대한 인지, 그리고 내적 표현 및 해석 사이에서 이리저리 움직인다. 어떤 가게 안으로 들어갔는데 판매원이 있다. 그를 보면서 우리는 이렇게 생각한다. '왜 내게 인사를 하지 않지?' 좀 더 가까이 다가가자 판매원이 통화 중인 걸 알게 된다. 그러면 이렇게 생각한다. '오래 통화하지 않았으면 좋겠네.' 우리의 인식은 내부와 외부 사이를 이렇게 왔다 갔다 한다.

그런데 우리가 빠르게 반응해야 하는 힘겨운 상황들 속에서는 두 세계를 이리저리 옮겨 다닐 시간이 거의 없다. 우리는 반응해야 하고, 외부 지각의 응급 상태 속에 놓이게 된다. 경험한 일들을 분류하고 평가하는 과정을 놓친다. 그 순간, 우리 뇌는 각 상황, 각 시간에 맞춰 우리의 경험을 나열할 수 없다. 생물학적 기억에게는 참 힘든 상황이 아닐 수 없다. 그 결과, 플래시백flashback(역사적인 사건이나 예전 경험이 한순간 마음속에 떠오르는 현상 - 옮긴이)과 "정말 믿을 수가 없어!"라는 반응이 나온다.

요즘에는 명상하거나 관조할 기회가 별로 없다. 경험한 일을 분류할 시간을 점점 덜 갖게 된다. 그냥 생각이나 하려고 가만히 앉아 있는 경우도 거의 없다. 요즘의 내 일상을 보면 잘 안다. 예전에는 버스를 기다리면서 그냥 생각들을 자유롭게 펼치곤 했는데, 이제는 스마트폰을 보면서 뉴스나 메시지를 읽고 인터넷 서핑을 한다. 그런데 생각들이 그냥 이래저래 막 올라오는 게 뭐가 그리 나쁜 걸까? 어째서 우리는 자유로이 돌아다니는 우리 영혼의 관심을 다른 곳으로 돌리면서까지 붙잡아두려는 걸까? 언뜻 보기엔 목적 없이 이래저래 돌아다니는 생각들을 우리는 왜 점점 더 견디지 못하는 걸까?

이 질문들에 대한 답은 아주 간단하다. 우리의 생각들이 우리를 불행하게 하기 때문이다. 믿을 수 없다고? 그렇다면 우리의 뇌를 다 함께 한번 들여다보자.

2 생각들이 날아다니는 디폴트 모드 네트워크

1부에서 우리는 몸을 다루어보았다. 하지만 건강은 그 이상을 의미한다. 우리는 정신도 돌봐야 한다. 그런데 나는 몸과 정신을 따로따로 구분하는 데 반대한다. 둘은 엄청나게 가까워 서로서로 얽혀 있다. 주치의로서 매일 환자들을 보다 보면 몸과 정신의 연관성을 계속해서 마주하게 된다. 그리고 이 사실을 모두가 제 삶의 경험 속에서 분명히 알고 있다. 예를 들어, 어딘가가 아프면 신체적으로뿐만 아니라 정신적으로도 아프다. 어느 순간 우리는 우리가 느끼는 신체적 고통 외에 우리의 기분 역시 아프다는 것을 알게 된다. 신체적 고통 때문에 심각한 우울증도 상당히 빠르게 발병할 수 있다. 그렇기에 그러한 고통은 우리를 꼼짝하지 못하게 하며 우리의 일상에 엄청나게 많은 영향을 미치게 된다.

그런데 역으로도 가능하다. 우울증이 통증 같은 신체적 형태로 나타날 수도 있다. 의사는 방사선 검사나 MRI 사진만으로는 환자가 호소하는 통증에 딱 들어맞는 이유를 찾아내지 못한다. 하지만 환자가 이를 상상해서 지어낸 건 절대 아니다. 통증은 심신상관적 원인으로 발생하며 의사는 이를 측정해낼 수 없지만, 이 통증은 진짜다.

　　　몸과 정신은 서로 떨어지려야 떨어질 수 없는 한 단위다. 그렇기에 전체적으로 건강해지려면 우리 게으름뱅이들은 정신도 돌봐야 한다. 2부에서는 바로 이 부분을 알아볼 것이다. 이때 좋은 점은 정신만 건강해지는 게 아니라 다양한 적응 과정을 통해 몸도 건강해진다는 사실이다.

하루의 절반은
생각들을 내버려두는 우리

"방황하는 영혼은 불행한 영혼이다Ein wandernder Geist ist ein unglucklicher Geist"는 저명한 학술지 〈사이언스Science〉에 2010년에 발표된 어느 혁신적인 연구 논문의 제목이다.[10] 케임브리지와 하버드 대학교의 연구원인 매튜 킬링스워스Matthew A. Killingsworth와 대니얼 길버트Daniel T. Gilbert는 엄청난 실험을 실행했다. 그들 가운데 한 명이 개발한 아이폰 앱을 통해 그들은 25만 개에 가까운 데이터를 모을 수 있었고, 그 데이터들로 5,000명에 가까운 피실험자들의 생각과 이와 연관된 감정을 분석해볼 수 있었다. 비록 실험실이 아닌 평범한 일상생활 속에서 이루어졌지만 말이다. 데이터들을 통해 킬링스워스와 길버트는 우리가 우리의 뇌를 그냥 내버려 두면 뇌가 그냥 이런저런 생각을 마구 하기 시작하고, 그럼 우리가 더욱 불행해진다는 사실을 입증했다.

안타깝게도 평균적으로 봤을 때 하루 중 거의 47% 동안 우리가 우리의 생각들을 그냥 내버려 둔다는 연구 결과가 나왔다. 깨어 있는 하루 중 거의 절반 동안 피실험자들의 정신이 몸에 있지 않고 세상 여기저기를 돌아다닌다는 것이다. 즉, 피실험자들의 정신은 그들이 있던 그때, 그곳에만 있는 게 아니라 과거, 미래, 혹은 완전히 다른 어떤 곳에 있다는 것이다. 실험 참가자들이 소파 위에서 뒹굴뒹굴할 때뿐만이 아니다. 일상생활에서 거의 내내 그렇다. 단, 섹스할 때 빼고.

하지만 우리의 생각들을 붙잡아두고자 온종일 섹스를 하고 있을 수는 없다. 뭐, 행복을 위해서는 그것도 나쁜 해결책은 아니지만 말이다. 왜냐하면 방황하는 생각들은 좋은 일을 생각하건, 나쁜 일을 생각하건 우리의 불행한 감정들과 관련 있기 때문이다. 자유로이 배회하는 생각들은 우리를 불행하게 한다.

그렇다면 이제 당신은 우리가 겪었던 좋지 않은 일들을 생각할 때 우리가 불행한 것이라고 말하고 싶을 수도 있다. 물론 그때의

우리 게으른 자들이 꼭 알고 있어야 하는 것들

정처 없이 방황하는 생각들은 우리를 불행하게 한다!

- -

우리는 행복하지 않다. 그런데 연구자들은 생각이 피실험자들의 행동과 꼭 상관이 있어야 하는 건 아니라는 사실을 분명하게 밝혀냈다. 우리를 불행하게 하는 건 생각 그 자체였다.

과거를 검열하고, 미래를 예측하고, 스스로 의구심을 품고, 좀 더 큰 맥락에서 삶의 여정을 숙고해보는 우리의 능력은 진화론적으로 분명 많은 장점이 있다. 하지만 그 때문에 우리는 엄청난 정서적 대가를 치르고 있다. 우리의 뇌를 명확한 목적 없이 사용하게 되면 일종의 휴지 상태가 되지만, 이는 평온한 상태와는 완전히 다르다. 휴지 상태는 상대적이고 역시나 힘든 일이기에, 이때 뇌가 사용하는 에너지는 뭔가에 애를 쓰는 경우보다 고작 5% 적을 뿐이다.

평온하다고 생각해도
사실은 그렇지 않다

목표가 분명한 활동은 단일한 뇌 조직들이 홀로 담당할 때가 많다. 이에 반해 평온한 휴지 활동에서는 여러 영역으로 퍼져 있는 뇌 조직들이 광범위하고 세부적인 네트워크를 형성하게 된다. 연구자들은 이러한 네트워크를 오랫동안 제대로 살펴보지 못했다. 하지만 이제는 다른 때엔 다른 활동들을 하느라 바쁜 영역들을 평온한 휴지 활동을 위해 우리의 뇌가 활용하고 있다는 사실을 알게 되었다. 오케스

뇌의 여러 영역에 퍼져 있는 디폴트 모드 네트워크[11]

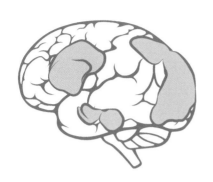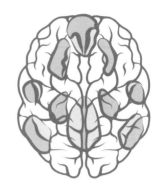

트라처럼 뇌 영역들이 갑자기 서로서로 함께 움직이면서 이른바 '디폴트 모드 네트워크Default Mode Network', 그러니까 '바닥 상태의 네트워크'를 형성하게 된다.

　　　디폴트 모드 네트워크에서 우리의 생각들은 날아간다. 이 부위에서 우리는 실상 우리가 누구인지를 생각하게 되고, 다른 사람들과 우리 자신에 관해 생각하게 되고, 과거의 영혼들이 우리를 되찾게 되고, 미래를 두려워하게 된다. 디폴트 모드 네트워크 자체는 나쁘지 않다. 이 부위에서 우리는 창의적이 되기도 하고, 인간이 되기도 한다. 그렇지만 디폴트 모드 네트워크는 지금 여기가 아니라 어떤 다른 곳에 초점을 둔다. 그리고 유감스럽게도 이 부위에서는 우리가 대부분 불행하다.

스마트폰이
행복하게 해준다고?

디폴트 모드 네트워크에서 벗어나는 전략은 관심과 기분 전환이다. 우리의 뇌가 자유로워지고 골똘히 생각하기 시작할 때마다 우리는 마구 떠오르는 생각들을 눌러버리기 위해 과업들을 부여한다. 버스를 기다릴 때 나는 스마트폰을 꺼내 인터넷 서핑만 해댄다. 나는 기분이 좀 더 좋아지려고 나의 디폴트 모드 네트워크, 나를 불행하게 하는 생각들을 막는다.

이때 문제는 스마트폰이 내가 진짜 있어야 할 곳, 그러니까 내 삶에 나를 데려다주는 건 아니라는 것이다. 그렇기에 스마트폰은 나를 행복하게 해주지 못한다. 내 생각들에 방향을 정해주면서 디폴트 모드 네트워크 속 감정들의 불행으로부터 내 관심을 돌릴 뿐이다. 그런데 이와 동시에 내 창의력을 억누르고 내가 경험한 것들을 정리하지 못하게 방해한다. 버스 정류장에서 스마트폰으로 SNS를 하면 아이러니하게도 뇌 속 사회적 연결고리가 형성되는 것이 중단된다. 자기 표상과 실제 삶의 사회적 조직들과의 연결고리를 잃어버리기 때문이다.

그렇다면 우리는 뇌가 원할 때마다 이 부위를 자유롭게 내버려 둬야만 하는 걸까? 불행을 우리 삶의 일부로 그냥 받아들이며 스마트폰을 갖다 버린 채 그저 슬프고 걱정스럽고 심란한 상태로 버스를 기다려야 하는 걸까? 이것도 그렇게 쉬운 일이 아닌 게, 자유로운 생각들이 그저 불행한 감정들만 초래하는 게 아니라 스트레스에 대한 반응으로서 우리 몸에도 문제를 일으키기 때문이다. 잘 알다시피 스트레스는 건강에 좋지 않을뿐더러 생명에 위협적이기까지 하다. 흥미롭게도 우리의 삶과 경험들만 스트레스를 유발하는 건 아니다. 뇌 속에서 일어나는 이에 대한 표상들도 스트레스를 유발한다.

마크 트웨인Mark Twain이 이를 적절하게 깨우쳤다. "나는 노인이고 힘겨운 일들을 많이 알게 되었지만 실제로 일어난 일은 거의 없었다." 우리의 뇌가 디폴트 모드 상태에 빠지고 우리를 인간으로 만들어내는 동안, 삶의 엄청난 재앙들이 우리의 생각 속에서 발생하고 있다. 우리가 깨어 있는 날의 47% 동안 삶의 엄청난 재앙들이 발생하고 있다.

몸에는 그냥 내버려 둬도 좋은 조직과 영역이 있다. 맹장이 그렇고, 수년간 잘 쓰지 않을 새끼발가락들이 그렇다. 그런데 디폴트 모드 네트워크를 그냥 내버려 두기는 싫다. 이것의 과도한 활동이 우리를 불행하게 할 수 있지만, 긍정적인 기능도 많기 때문이다. 주변과 상관없이 올라오는 생각들, 그러니까 백일몽은 인간들에게는 중요하다. 이때 우리의 행동 방식은 뇌의 '평온한 상태'에서 계획되고, 우리의 자아는 사회적 환경에 몰두할 수 있게 된다. 우리가 사는 세상의 관계가 디폴트 모드 네트워크에서 함께 결정된다. 여기에 빠져들면 안 된다. 그러면 불행해진다.

3 근육과 마찬가지로 뇌 역시 단련해야 한다

뇌의 디폴트 모드 네트워크가 우리의 삶에서 엄청나게 많은 스트레스와 불행에 영향을 미친다면, 그리고 골똘히 생각하는 게 우리를 지치게 하고 우리 삶의 모든 끔찍한 일을 떠올리게끔 한다면, 나는 어째서 다음번에 베를린 장벽이 또 무너진다고 하더라도 또 다시 수도원에 가길 원하는 걸까? 철학 수업을 들던 우리가 수도원에 머물렀던 건 건강에 유익했지만, 버스 정류장에서 가만히 이런저런 생각을 하는 건 왜 그렇지 않은 걸까? 그 당시 집에 머물렀거나 베를린 장벽의 붕괴 현장에 있었던 다른 친구들과 비교할 때 우리가 가졌던 이점은 무엇일까? 뇌를 지배하려면 수도원이 필요한 걸까? 우리의 디폴트 모드 네트워크를 누그러뜨리려면 수도원 사람들 사이의 영성까지 필요한 건 아닐까?

명상, 그리고
디폴트 모드 네트워크

1989년 베를린 장벽이 붕괴된 그 주말, 그 수도원에 있었던 일의 차이점은 실상 우리가 '생각'을 한 게 아니라 '명상'을 했다는 것이었다. 우리는 우리의 뇌를 자유롭게 그냥 뇌둔 게 아니라 지배하고 있었다. 불교에서는 우리의 정신 상태를 묘사하고자 이리저리 쿵쾅거리며 돌아다니는 새끼 원숭이의 그림을 즐겨 사용한다. 이때 말하는 게 바로 우리의 디폴트 모드 네트워크다. 우리의 '원숭이 뇌'는 여기저기 돌아다니는데 다시 잡아들이는 게 쉽지 않다. 이게 명상의 주요 과제다.

이 책에 '명상'이라는 단어를 사용하는 게 적합한지 나는 오랫동안 곰곰이 생각해보았다. 내가 명상에 대해 이야기를 하면 환자들은 대부분 깜짝 놀란다. 가지각색의 예복을 입고 향료를 불태우며 현세와 작별한 삶을 사는 불교 승려들의 이미지가 금세 떠오르기 때문일 것이다. 하지만 주의하자. 이러한 생각에서도 우리의 뇌는 디폴트 모드 네트워크에 갇혀 있고, 현실과 반드시 관련된 것만은 아닌 끔찍한 재앙들과 개인적인 선입관들을 경험하게 된다. 영성 쪽으로 끌려간다는 느낌을 받을 수도 있고, 어쩌면 그렇지 않을 수도 있다. 하지만 기억하자. 이때에도 당신은 '명상'이라는 단어의 진정한 의미가 아닌 개인적 표상을 경험하는 것일 뿐이다. 물론 이 단어에 진짜 의미라는 게

우리의 지각과 생각은 정확하지 않다

우리의 지각과 생각이 현실을 무조건 정확하게 반영하는 건 아니다. 우리의 감각은 필터처럼 기능하기에 세상과 더불어 우리가 이를 받아들이는 정도는 현실 세계와 거의 비슷한 정도의 수준일 뿐이다. 철학자 알프레드 코르집스키Alfred Korzybski는 "지도는 영토가 아니다"라고 말했다. 지도가 이 세상을 유일무이하고 정확하게 혹은 완전하게 대표할 수 없듯이, 우리의 지각도 실재를 정확하게 포착해낼 수는 없다.

있다면 말이다.

이게 당신에게 좋은 소식일지, 혹은 나쁜 소식일지는 잘 모르겠다. 하지만 우리는 명상의 효과를 완전히 세속적인 방식으로 설명하고 배울 필요가 있다. 명상의 치유력을 우리가 활용하기 위해 굳이 영성을 가지려고 애쓸 필요는 없다. 반대로 명상을 세속적으로 혹은 영성적으로 생각할 것인지는 자기 스스로 자유롭게 선택할 수 있다. 명상을 우리가 어떻게 인지하는지는 중요하지 않다. 이러나저러나 효과는 분명 있다. 정신에도 뇌에도. 영혼 혹은 디폴트 모드 네트워크의 회복에도. 반드시 불교 신자가 되지 않아도 수천 년 역사를 자랑하는 불교 기술들을 활용할 수 있다. 물론 불교 신자가 될 수도 있다. 자신의 선택이다.

근육도 단련이 가능한데,
뇌라고 안 되겠어?

1부에서 심혈관계와 근육에 초점을 두고 몸을 단련한 것처럼 2부에서도 프리스타일과 부스터로 나눠서 이야기해볼 것이다. 이 방법들은 우리 뇌에 즉각 영향을 미치며, 다시 우리 몸과 연결되어 몸에서도 그 효과를 드러낸다. 훈련을 통해 우리는 뇌를 변화시켜 나갈 것이다. 비유적인 의미에서가 아니라 진짜 구조적으로 말이다. 물론 이는 근육과 다르게 외부에서 쉽게 파악하기 힘들지만, 스스로는 분명하게 느끼게 될 것이다. 게다가 근육을 키워 나가는 데는 몇 주, 몇 달이 걸리지만, 뇌를 단련할 때는 그 긍정적인 효과들을 훨씬 더 빠르게 느낄 수 있다.

뇌는 유연하다. 이는 지난 수십 년 동안 신경학자들이 파악해낸 가장 혁신적인 깨달음 중 하나일 것이다. 우리는 꼬부랑 할머니, 할아버지가 될 때까지도 뇌를 구조적인 면에서나 기능적인 면에서나 변화시킬 수 있다. 유감스럽게도 이를 우리가 대부분 무의식적으로 행할뿐더러, 우리 자신에게 별로 좋지 않은 방향으로 뇌를 변화시키고 있을 뿐이다. 스마트폰을 주야장천 사용하는 생활에 익숙해지기까지 얼마나 걸렸는가? 스마트폰은 거의 우리 몸의 일부가 되었고 그것을 잃어버리면 몸의 어느 한구석이 절단된 것만 같은 기분을 쉽게 느낀다. 어떤 때에는 집에 팔 한쪽을 놔두고 온 듯한 기분도 든다. 하지만

팔을 그렇게 엄청나게 그리워하진 않을 거다. 이 차가운 기술 덩어리
는 우리가 원했건 원하지 않았건 우리 삶의 일부, 우리 지각의 한 일부
가 되었다. 뇌는 원래의 몸, 그 외의 영역으로까지 유연하게 제 주의력
을 넓혀갔다.

　　　　명상을 하나의 도구로 사용하자. 우리 몸의 한 일부가 되
게 하자. 우리의 뇌는 기능적으로뿐만 아니라 구조적으로도 바뀌게 될
것이다. 무엇보다 디폴트 모드 네트워크, 우리의 원숭이 뇌가 명상을
통해 큰 영향을 받는다는 사실이 연구들에서도 증명되었다. 훈련하면
뇌 구조가 변화하고 신경학적 경로들도 바뀌기에 우리의 생각들은 실
제 삶 속에서도 이리저리 날뛰지 않게 된다. 게다가 변화된 뇌 구조는
계속해서 그 모습이며, 명상하지 않는 때에도 그 상태를 유지하게 된

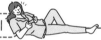

정확하게 알고 싶은 게으름뱅이에게

뇌는 역동적이고 유연하다

우리의 집중력이 몇 초 내로 확대되는 것을 일상생활 속에서 경험할 수 있다. 예
를 들어, 드라이버로 벽에 나사를 고정할 때 우리는 그 드라이버를 통해 나사를
느끼게 된다. 이때 드라이버는 거의 당신 몸의 일부가 된다. 당신의 관심은 이 도
구의 끝자락에서 비로소 끝이 난다. 나사가 벽에 들어가면 당신의 관심은 제자
리를 찾고 드라이버는 당신의 몸과 아무런 관계가 없는 하나의 도구로 다시 돌
아온다. 더는 당신의 일부가 아니다. 이러한 통합과 분리 작업은 몇 초 내로 이루
어진다. 이처럼 우리의 뇌는 역동적이다.

다. 우리 삶의 지독한 재앙들은 우리를 더는 사로잡지 못하고 불행하게 하지도 못한다. 상상에 의한 스트레스는 실제 스트레스와 생물학적으로 100% 상응하는데, 이같이 생각에 의한 스트레스는 명상을 통해 더는 우리 몸에 악영향을 미치지 못하게 되고, 이는 다시 더욱 건강한 생활로 이어진다.

우리 게으름뱅이들도 이로부터 이점을 얻으려면 어떻게 해야 하는지, 이제 그 방법만 찾으면 된다. 수도원에 안 가도 된다. 자, 시작해보자.

4 긴장 이완은 연습하면 된다

나는 '긴장 이완'이라는 말이 그렇게 합리적이라고 생각하지 않는다. 하지만 긴장을 이완하는 방법을 살펴보기 위해 우선 아주 세속적으로, 그리고 일상생활에 아주 적합한 방식으로 한번 시작해보자. 본래 긴장 이완법은 구석에서 그냥 편하게 쉬는 게 아닌, '동화된 긴장' 상황, '좋은eu 긴장' 상황에 관한 것이다. 그리스어 'eu'에는 '좋은' 혹은 '정상적인'이라는 의미가 있다. 그렇기에 우리는 '긴장을 푸는' 게 아니라 '좋게 긴장할' 필요가 있다. 그런데 요즘 우리의 일상생활은 '과한 긴장'이 난무하고, 지나칠 정도로 힘겨운 상황들로 가득하다. 그렇기에 긴장 조절이 다시 긴장 이완과 상응하게 된다.

그런데 어떻게 해야 빨리 적절한 긴장 수준이 될까? "긴장을 좀 풀어봐"라는 말은 좋은 의도로 건넨 조언이지만, 목적이 불명확하다. 즉흥적인 농담을 던지기 힘든 것처럼, 명령에 따라 긴장을 이완하기도 쉽지 않다. 우리 몸의 '긴장감'은 여러 체계 속에 다양한 영역으 긴장을 풀 필요가 있다는 친구들의 조언을 말 그대로 받아들이자. 꼭 따라야 하는 명령이 아닌 그냥 좋은 의도로 건넨 조언이라면 말이다.

로 존재하며, 우리의 의식적 통제로는 모든 영역에 다 접근할 수 없기 때문이다. 물론 우리가 한 번쯤 깊이 숨을 들이마시며 어깨의 힘을 풀어볼 수는 있다. 게다가 이는 잠깐이라도 긴장을 풀어준다. 하지만 어깨의 힘을 푼다고 해서 우리의 뇌는 변화하지 않으며, 스트레스 호르몬이 강력하게 줄어들지도 않는다. 그러면 우리는 깊은 호흡과 축 늘어뜨린 어깨에서 얻은 건 하나도 없이 금세 잘못된 긴장감을 안고 살아가게 된다. 왜 그럴까? 우리가 진짜로 배운 건 없기 때문이다. 그저 잠시 반응했을 뿐이다.

그렇기에 다른 전략들이 필요하다. 그리고 1부에서 살펴봤던 적절한 신체 활동, 훈련과 별반 다르지 않게 '좋은 긴장'도 연습해야 한다. 최적의 시기는 우리가 잘 지내는 때, 그리고 우리가 아직 과부하의 하강 곡선에 빠지기 전이다!

신체적, 정신적 긴장감을 제대로 다루는 방법들을 학습한 다음, 우리가 순환 훈련에서 연습한 것처럼 이 방법들도 그렇게 연습하면 된다. 근육을 단련한 다음, 나중엔 혼자 장바구니를 들고 집에 올 수 있게끔 우리는 순환 훈련을 통해 운동했다. 이와 똑같이 긴장 이완

자율 훈련법으로 긴장 풀기

"내 오른팔은 진짜 무거워. 기분 좋게 무거워." 아니, 그렇지 않다! 자율 훈련 때 우리는 팔과 다리 외에 이마나 배에도 집중한다. 무거운 팔을 상상하면서 근육의 긴장을 풀고자 노력한다. 이러한 근육 긴장 이완은 자율 신경계에 영향을 미치고 스트레스 반응을 줄일 수 있다. 이는 편안한 휴식 상태에서 이뤄져야 한다. 그러나 잠든 상태가 아닌, 정신적으로 깨어 있는 상태여야 한다. 내 환자들 다수가 힘겨운 스트레스 상황을 경험한 뒤 이 자율 훈련법을 시도해보고 있다. 심리치료나 요양 중에 이 방법을 배운다. 그러곤 의심의 눈빛으로 내 상담실을 찾아온다. 그들이 얼마나 자주 시도해봤건 이 기분 나쁜 팔은 무거워질 생각을 안 한다. 이마가 식지도 않고 긴장 이완도 이루어지지 않는다.

이게 바로 자율 훈련법의 문제다. 이건 훈련이다! 연습해야 한다! 과도한 스트레스가 밀려오기 전에 하는 게 제일 좋다. 스트레스가 심한 상황에 놓이면 암시를 통해 긴장을 풀어내는 게 결코 쉽지 않기 때문이다. 요약하자면, 우리는 이를 스스로 잘 믿지 못한다. 우리 안에 신뢰란 게 더는 존재하지 않는다.

속여보려고 했던, 그렇게 설정해보려 했던 무거움은 더는 떨쳐버릴 수 없게 된다. 암시('팔은 무거워!') 뒤엔 확인 검사('팔이 무거워?')와 냉정함('아니, 안 무거워')이 뒤따른다. 다음번 암시는 좀 더 어려워진다('그때 안 됐었잖아'). 그러면서 자율 훈련법이 실패로 돌아가는 듯하다. 반대 상황이 됐다. 긴장을 푸는 게 아니라 되레 더 긴장하면서 자기 의심에 빠지고 스트레스를 받은 그 상황에 더욱더 화가 난다.

자율 훈련법이 효과가 없다거나 아무런 쓸모가 없다고 이야기하고 싶지는 않다. 이건 훈련이지 긴급한 중재법이 아니다. 제일 좋은 건 수년에 걸쳐 연습하고 잘 지내는 때에도 계속 연습하는 거다. 그렇게 되면 자율 훈련법은 삶의 힘든 순간에도 제대로 작동한다.

법을 제대로 훈련한다면, 우리의 정신 역시 스트레스 가득한 일상생활에서 '좋은 긴장' 상태로 머무르며 적절하게 반응하는 법을 배워 나갈 것이다.

게다가 1부에서처럼 프리스타일과 부스터로 구분할 것이다. 이에 관해서는 나중에 더 자세히 알아보자. 우선 긴장감을 제대로 다룰 수 있는 방법부터 소개한다.

첫 번째 방법은 우리 몸을 통해 이루어지는 방법으로, 아주 쉽게 배울 수 있으며 꽤 효과적이다. 두 번째 방법은 정신을 거쳐 이루어지는 방법이다. 이 방법을 100% 완전하게 습득하지는 못할 것이다. 지금껏 그걸 해낸 사람은 아무도 없었다. 이 방법은 그 여정이 평생에 걸쳐 이루어지는 여행 같다. 효과적이고 혁신적이다. 이는 몸뿐 아니라 정신에도 영향을 미치지만, 내가 장담하건대 당신의 삶을 뿌리째 바꿔놓을 것이다. 물론 당신이 원한다면 말이다.

게으름뱅이로서 우리는 여기서도 선택권을 가진다. 첫 번째 방법의 빠른 길만 가고 싶다면, 그 역시 괜찮다. 우리 몸에 많은 도움이 될 거고, 이로 인해 이득을 얻게 될 것이다. 하지만 좀 더 나아가 두 방법 모두 삶에서 활용해볼 수 있다. 이때에도 소모되는 건 별로 없다. 그러나 이득은 거의 무한에 가깝다.

5 긴장이 긴장 이완에 도움이 된다?

몸을 통해 정신에 영향을 미치기

아주 쉽게 배울 수 있고 일상에서도 쉽게 활용할 수 있는 첫 번째 방법에 관해 우선 알아보자. 스트레스 증상이나 불면증 때문에 병원에 가서 긴장을 풀 만한 방법들을 추천받아본 적이 있는가? 만약 그렇다면 당신은 시카고 대학의 생리학자 에드먼드 제이콥슨 Edmund Jacobson의 점진적 근육 이완법PMR: Progressive Muscle Relaxation을 시도해봤을 가능성이 크다.

내가 볼 때 이 방법은 긴장 이완 훈련의 '전통적인 형태' 다. 이 방법은 명상과는 전혀 상관없고, 우리의 디폴트 모드 네트워크에 명상과 똑같은 효과도 가져다주지 못한다. 하지만 시작점으로는 좋다. 쉽게 배울 수 있고, 쉽게 이해할 수 있고, 어떤 대단한 철학적 생각도 필요 없다. 그렇기에 우리 게으름뱅이들에게 딱이다. 다소 지루하긴 하지만 살면서 모든 걸 가질 수는 없지 않은가. 게다가 더 많이 하고 싶다면 그다음으로 실행해볼 두 번째 방법이 여전히 우리를 기다리고 있다.

점진적 근육 이완법에서는 여러 근육 집단을 바꿔가면서 최대로 긴장시킨 다음, 천천히 그 긴장을 풀어주면서 긴장을 이완한다. 근육들을 엄청나게 이완하면서 대부분 긴장이 풀리게 된다. 처음 훈련을 시작할 때보다 더욱더 평온한 상태가 된다. 게다가 긴장이 풀어진 근육들은 자율 신경계의 긴장도 풀어주는데, 이것이야말로 건강 게으름뱅이들로서 우리가 바라던 바다.

점진적 근육 이완법은 아주 쉽게 배울 수 있다. 게다가 이를 통해 두려움의 증상들과 긴장 상태가 실제로 완화될 수 있음이 연구들을 통해 증명되고 있다. 그렇기에 많은 시민 대학 강좌와 의료보험 회사들이 관련 강좌들을 개설하고 있다. 하지만 이보다 빨리, 그리고 더 쉽게 당신은 다음 몇 페이지를 읽으면서 점진적 근육 이완법을 습득하게 될 것이다.

이 이완법에서 재미난 건 심리적 긴장 이완도 아주 쉽게 일어날 수 있다는 사실이다. 아무것도 생각할 필요가 없다. 아무것도 시각화할 필요가 없다. 모든 신경은 오로지 신체 변화에만 주의를 집중한다. 흔히 객관적이고 이성적으로 생각하는 서양 세계의 사람이 연상되는 철학적 접근이 아니다. 오로지 물리학적으로 측정 가능한 과정

처음엔 세게, 다음엔 편안하게

점진적 근육 이완법에서는 긴장감을 통해 긴장을 이완하는 것이 편안한 상태에서 긴장을 이완하는 것보다 쉽다는 논리를 사용한다. 일상생활 속에서 분명 접해봤을 것이다. 온종일 바빴던 날엔 밤에 거의 탈진한 상태로 잠이 든다. 그런데 소파에서 뒹굴뒹굴하면서 (이 책의 가르침에 따라 분명 더는 그럴 일이 없겠지만) 그저 게으르게 하루를 보낸다면, 저녁에 쉽게 잠들지 못하는 일이 비일비재하게 된다.

이다. 하지만 정신의 긴장 이완에만 그치지 않는다. 우리의 몸 역시 자율 신경계의 수그러진 압박감에 반응하게 된다. 연구자들에 따르면, 맥박과 혈압이 진정되고 천식 증상이 호전되며 만성적 고통까지 감소될 수 있다고 한다.

간단하게 설명하자면, 점진적 근육 이완법은 두 가지 과정으로 이루어진다고 할 수 있다. 우선 각 근육(예를 들어, 오른쪽 어깨나 왼쪽 어깨)을 의도적으로 강하게 긴장시키자. 그런 다음, 그 긴장을 다시 풀어주자. 의도적으로 긴장을 이완할 때 근육에 어떤 느낌이 올라오는지 살펴보자.

어떤 자세에서건 이 방법을 실행할 수 있다. 하지만 처음에는 누워서 하는 게 제일 편하다.

게으름뱅이들의
점진적 근육 이완법

우선 편안하게 누워보자. 결국엔 우리에게 좋은 걸 해보려는 건데 불편하게 누울 이유가 뭐 있겠는가. 다음으로 오른손에 신경을 집중하고 오른손으로 주먹을 쥐자. 누군가를 한 방 먹이고 싶다는 생각으로 할 수도 있다. 이게 도움이 되기도 한다. 하지만 평화를 추구하는 사람이라면 그냥 주먹을 쥔다는 생각만 해도 된다. 이거야말로 우리가 지금 행하는 바로 그 행동이니까.

주먹에 주어진 100% 긴장감을 느껴보자. 한동안 그 긴장감을 유지하자. 이때 숨 쉬는 걸 잊지 말자. 기절하면 최고로 편안한 상태가 되어도 아무런 소용이 없다.

이제 주먹의 긴장을 천천히 풀어보자. 하지만 한 번에 확 다 풀지 말고, 느낌상 10%씩 천천히 풀어보자. 머릿속으로 100부터 천천히 10씩 헤아리며 내려가자. 그때마다 주먹에서 긴장을 조금씩 풀어준다. 그런데 주의하자. 0%가 되었을 때에야 비로소 주먹에 긴장이 완전히 다 풀리게 된다. 그렇기에 시간을 충분히 갖자.

오른손이 끝나면 깊게 숨을 들이쉰 다음, 왼손도 해야 한다는 사실을 기억하자. 그런 다음, 처음부터 똑같이 시작하자.

이런 식으로 몸의 다양한 근육을 하나하나 접해볼 수 있다. 물론 점진적 근육 이완법에 당신이 얼마나 많은 시간을 할애하고 싶은지에 따라 다르다. 하지만 긴장과 긴장 이완을 모두 즐기자. 둘 다 삶의 일부이며 건강과 행복에 영향을 미치기 때문이다.

그건 그렇고 나는 무엇보다 얼굴 근육을 긴장시키는 걸 무척 좋아한다. 엄청나게 바보스럽게 보여서 지금껏 꽁꽁 싸매두고 있던 문제들이 이 얼굴 찌푸림 때문에 스스로 알아서 별로 중요하지 않게 찌그러져버린다.

프리스타일과 부스터, 다시 주어진 선택권

점진적 근육 이완법을 규칙적으로, 정식으로 해보라고 나는 꼭 권하고 싶다. 어떤 근육 집단이라도 몇 분만 시간을 내면 된다. 그러면 금세 그 효과가 나타난다. 하지만 운동할 때와 마찬가지로 우리는 일상생활 속에서 어느 순간 이러한 활동을 금세 잊어버리고 만다. 그렇기에 매일 일상의 루틴 속에 이 짤막한 시간을 정해두는 게 제일 좋다. 점심 식사 후 쉬는 시간, 잠들기 전, 혹은 출근길 버스 안에서. 하지만 버스 안에서는 얼굴 근육을 쓰지 않는 게 낫다. 잘못하다간 다른 승객들에게 피해가 가서 길가에 끌어내려질 수도 있다.

점진적 근육 이완법의 부스터 훈련과 함께 프리스타일 훈련도 언제든 활용할 수 있다. 심각한 스트레스에서 빨리 벗어나고 싶을 때 진짜 엄청나게 좋다. 예를 들어, 당신이 어떤 사람이나 상황에 화가 난다면 발가락을 굽히는 근육처럼 눈에 잘 띄지 않는 근육 집단을 찾아보자. 그런 다음 100% 완전히 힘을 준다. 잠시 긴장을 유지한 뒤, 조금씩 힘을 빼자. 긴장이 금세 풀릴 것이다. 이걸 한다고 해서 객관적인 측면에서 지금 맞닥뜨린 삶의 문제가 해결되지는 않는다. 그렇지만 적어도 과도하게 분비되는 스트레스 호르몬으로부터 당신의 몸을 보호할 수는 있다. 그리고 그것만으로도 엄청나게 가치가 있다. 게다가 당신이 좀 더 편안한 상태라면, 아니면 좋은 긴장 상태라면 직면한 상황에 대한 당신의 반응이 좀 더 적절하게 바뀔 수도 있다.

청소가 건강에 좋을 수 있다

이제부터 우리는 긴장 조절의 마스터 등급, 당신 삶을 바꿔줄 방법을 만나볼 것이다. 적어도 이 방법은 내 삶을 변화시켰다. 그것은 바로 마음챙김이다.

마음챙김이 트렌드가 된 지가 제법 되었다. 일반 대중 사이에서뿐만 아니라 연구자들 사이에서도 마찬가지다. 의료 관련 검색 데이터베이스인 미국 국립생물정보센터에 영어로 'mindfulness'를 입력하면 2020년 여름 기준으로 이 주제로만 거의 1만 8,000개의 논문이 검색된다. 이 주제에 관한 발표 논문의 수는 1970년대 후반부터 급증하기 시작했으며, 2019년 한 해에만 2,415개 논문이 발표되었다.

유행하는 것들은 잠깐 지나가는 트렌드일 때가 대부분이라 나는 웬만하면 유행을 따라 가지 않으려고 노력한다. 하지만 내가 확신하건대 마음챙김에 관한 트렌드는 오랫동안 계속될 것이다.

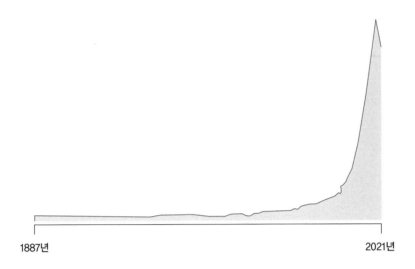

미국 국립생물정보센터에서 '마음챙김'을 검색한 결과[12]

1887년   2021년

마음챙김을
이해하기

　내가 봤을 때 독일에서 마음챙김은 그 이름이 가장 큰 문제
다. 마음챙김을 뜻하는 독일어 'Achtsamkeit'(주의, 신중이라는 뜻 – 옮
긴이)는 우리가 마음챙김을 언급하지 않을 때도 사용되기 때문이다. 그
래서 혼란을 초래하기도 하고 오해를 일으키기도 한다. 마음챙김이 독
일에서 그렇게 널리 퍼지지 못한 것도 그 이름이 한몫했다고 생각한다.

　마음챙김이라는 말은 의미상 "주의해!"나 "조심해!"와 일
맥상통한다. 그리고 이것이야말로 우리가 여기서 말하지 '않는' 마음

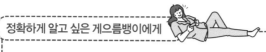

'마음챙김'의 의미

독일에서는 마음챙김을 'achtsamkeit'라고 부르는데, 독일어보다 영어의 '마음챙김mindfulness'이 본질에 더 가깝다. 영어 '마인드mind'는 '이성, 지적 능력'뿐 아니라 '정신'과 '영혼'을 뜻하고, 더불어 독일어의 'achtsamkeit(주의를 기울인다)' 의미뿐 아니라 'gewahrsamkeit(의식한다)'의 의미까지 포함하고 있기 때문이다. 이때 gewahrsamkeit는 형법상의 구류를 뜻하는 게 아니라 무언가를 '지각해내는gewahr werden', 즉 '의식'하거나 '인지'하는 것을 말한다. 그런데 사실 영어인 'mindfulness'도 아시아에서 사용하는 '마인드mind'를 정확하게 번역한 것은 아니다. 아시아에서는 mind가 '정신'뿐만 아니라 '마음'까지 뜻하기 때문이다. 결론적으로 'mindfulness'는 '인식'에 관한 통합적 관찰 방법인 셈이다.

챙김이다. 사실 여기서 소개하는 마음챙김은 정반대의 것이다. 그렇지만 이름만으로는 의미를 알아채기 힘들다. 이는 내 상담시간에 거듭 경험한다. 마음챙김과 관련된 훈련을 해본 적이 있냐고 환자들에게 물었을 때, 내가 말하는 바를 정확하게 이해하는 사람은 별로 없다.

밀교 같은 것들과 섞여들기 전에 마음챙김을 서구주의 시각에서 간단하게 살펴보자. 무언가에 집중하면, 당신의 집중력을 통제할 방법은 두 가지로 나뉜다. 가장 흔하게 쓰는 방법은 지각의 수축이다. 예를 들어, 내가 당신에게 손에 열쇠를 두고 그것에 집중하라고 이야기한다면, 당신의 주의력은 오로지 열쇠에만 집중될 것이다. 세부 구조를 상당히 빠르게 파악해내고 열쇠 가장자리의 톱니 모양 등에 깊이 빠져들게 될 것이다.

그런데 이는 집중이지 마음챙김이 아니다. 마음챙김 때는 주의력을 제한하는 게 아니라 되레 넓힌다. 카메라와 비교해본다면, 줌 렌즈로 확대해서 보는 게 아니라 광각 렌즈로 바꿔 끼우는 거다. 열쇠는 시야에 계속 두면서 말이다.

이러한 관점은 우리가 일상생활 속에서 흔하게 행하는 방식과는 다르기에, 처음에는 마음챙김이 어색하고 이상하게 보인다. 그렇기에 연습이 필요한 것이다. 하지만 마음챙김은 우리의 디폴트 모드 네트워크를 멈추는 완벽한 방법이다. 그리고 아마 기억하고 있을 것이다. 우리의 원숭이 뇌는 우리를 불행하게 한다는 것을.

마음챙김을 꾸준히 하면 우리의 디폴트 모드 네트워크를 저지하며 붙잡을 수 있게 된다. 꾸준히 연습한 지 얼마 지나지 않아 우리의 뇌는 변화되고, 우리는 일상생활 속에서 더 편하고 만족하며 살아가는 보상을 받게 된다. 1부에서 소개한 순환 훈련이 우리의 일상 능력에 영향을 미치는 것처럼, 마음챙김의 부스터 훈련도 오랫동안 우리 삶에 지속적인 영향을 미친다.

우리 게으른 자들이 꼭 알고 있어야 하는 것들

디폴트 모드 네트워크의 과도한 활동에서 벗어날 방법은 마음챙김이다. 게다가 이는 우리를 더욱 행복하게 해주고 스트레스도 줄여준다.

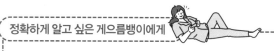

'초심'으로 바라보기

미국에서 선禪 열풍을 일으킨 스즈키 순류는 이렇게 말했다. "초보자의 마음에는 가능성이 수없이 많지만, 전문가의 마음에는 가능성이 별로 없다." 선에서는 '초심'이라는 말을 자주 사용한다. 이때 의미하는 건 정신적으로 열린 자세다. 그렇게 함으로써 우리는 마치 초보자이기에 아무것도 모르는 것처럼, 주변의 것들과 우리의 삶을 마주하게 된다. 아무것도 모르는 듯한 태도는 무언가를 곰곰이 생각해보게 하고 실수도 스스로 용납하게 해준다. 한 사람으로서 우리는 그 중요성을 상실하고 지금껏 가져온 생각과 관점으로부터 분리될 수 있다. 그러면서 새로운 깨달음을 얻고 새로운 행동 방식을 깨우치게 된다. 앞서 언급한 사고 실험에서 우리가 주의 깊게 살펴본 열쇠를 이제는 '초심'으로 마주해보자. 열쇠에 관해 아무것도 모르는 것처럼. 이 아무것도 모름이 하나의 방책이 될 수 있다!

헬스장 안에서만 멋지게 보이려고 그곳에 가는 사람은 없다. 헬스장 밖에서도 건강하고 멋지게 보이길 바란다. 마음챙김 연습도 마찬가지다. 연습할 때 즐겁다 할지라도 그것만으로는 충분하지 않다. 중요한 건 명상 매트에서 일어난 후 일상 그 자체에 미치는 효과들이다.

열쇠로 다시 돌아가보자. 열쇠에 대한 주의 깊은 관찰은 우리의 지각을 축소하는 게 아니라 넓혀준다. 최대한 모든 걸 지각하되 세부 구조 하나하나에만 주의를 기울이지는 말자. 본의 아니게 세부 구조에 빠져들게 되면 생각들을 끄집어내고 주의력을 넓힌 다음, 열쇠를 새롭게 관찰해보자.

지금이란
언제지?

마음챙김은 특정 방식으로 주의를 기울이게 만드는 기술이다. 그것도 의도적으로, 순간적으로, 어떠한 평가도 하지 않은 채, 어떠한 편견도 없이.

우리는 일상생활 속에서 현재의 찰나를 잘 접하지 못한다. 디폴트 모드 네트워크는 너무도 빠르게 통제권을 쥐어버리고, 우리는 지금 우리가 존재하는 시간과 장소에서 통제권을 잃게 된다. 우리의 의식은 몸을 벗어나 어딘가로 사라져버린다. 주위를 쿵쾅거리며 뛰어다니는 새끼 원숭이를 다시 잡아들이는 것처럼, 우리의 주의력을 다시 가져오는 것이 마음챙김 훈련의 목적이다. 우리의 의식이 우리의 활동을 결정하도록 해야 한다. 우리가 깨어 있는 시간의 거의 절반을 디폴트 모드 네트워크가 자동 운전 모드로 통제한다고 가정해보자. 그러면 바로 그 순간 우리가 삶을 스스로 통제하지 못하고 있다는 끔찍한 사실을 깨닫게 된다. 우리가 실제로 살아가는 건 한순간밖에 없다. 바로 지금!

아이쿠, 그가 지금 거기에 왔다. 그리고 또 가버렸다. 하지만 새로운 순간이 있고, 그게 바로 지금이다. 우리는 현재를 몇 초에서 몇 분까지의 시간 영역으로 정의한다. 그런데 디폴트 모드 네트워크가 통제권을 가지게 되면 우리의 의식과 정신은 현재의 우리와 함께 있지 않게 된다. 그리고 우리는 과거의 기억 속이나 미래의 환상 속이 아닌 오로지 지금 속에서 살아간다. 아이쿠, 벌써 지나갔네. 당신은 당신의 생각들과 여전히 함께하고 있는가, 지금?

청소하면서
마음챙김 실천하기

이에 대한 좋은 예가 청소다. 불교 승려들은 바닥을 쓸면서 많은 시간을 보낸다. 생각들을 여기저기 돌아다니도록 하는 많은 시간. 그런데 청소도 우리 삶의 일부다. 그 시간을 의식적으로 보내지 못하면 디폴트 모드 네트워크가 우리를 휩쓸어가니 참 유감이지 않겠는가. 내가 청소하면 청소하는 거다. 그러면 나는 현재에 머무른다. 오직 그런 경우에만 나는 살아 있다. 실상은 지루한 바닥 쓸기가 이때에는 우리 삶의 위대한 스승이 될 수 있다. 단, 그냥 이래저래 하는 게 아니라 주의를 기울이며 바닥을 쓰는 경우에만.

수도원의 돌바닥을 빗자루로 쓸어볼 일이 거의 없다는 걸 나도 잘 안다. 하지만 청소기는 한 번쯤 잡아봤을 것이다. 이때 당신의 생각들은 어디에 있는가? 집 안에서 흘러나오는 라디오 소리? 그날 해야 할 일거리들? 더러운 바닥, 그리고 그렇게 만든 장본인에 대한 분노? 아니면 당신의 생각들은 정말로 청소기를 돌리는 데 있는가? 바닥

재질에 따라 달라지는 청소기 소리? 통풍관을 통해 나오는 소리? 타일 바닥에 비해 청소기가 잘 밀리지 않는 카펫? 조금 큰 쓰레기가 먼지통에 살짝 걸리면서 내는 덜컹거림? 따뜻해진 손잡이와 그것보다 조금 차가운 알루미늄관?

이 모든 지각을 닻처럼 지금 현재에 붙잡아둘 수 있다. 그러면서 우리가 삶이라 부르는 걸 경험하게 된다. 하지만 이 현재의 닻은 당신이 청소기를 돌리는 동안 당신을 지금 여기에만 묶어두는 게 아니라 당신의 뇌도 변화시켜줄 수 있다. 게다가 일상생활 속 다른 경험들도 돌연 현재의 것이 된다. 당신은 더욱 행복해지고 말이다.

그런데 마음챙김 훈련에서 중요한 건 계획적이기도 해야 한다는 거다. 현재에 우연히 머무르는 건 아니기 때문이다. 이러한 마음챙김을 유지하겠다는 목적을 의도적으로 갖고 있어야 한다. 바닥에 떨어뜨린 결혼반지가 청소기에 빨려 들어간 일처럼, 그 경험이 설령 아름답지 않을지라도 말이다. 그럴 때도 훈련을 그만둬서는 안 된다. 위협적인 이혼 상황에 그냥 생각들을 내줘야 한다. 왜냐하면 생각들은 실제 상황의 시뮬레이션이기 때문이다. 실재 그 자체는 아니다. 실제 땅이 아닌 지도일 뿐이다.

청소기를 돌리는 동안 주의를 기울이자. 조금씩 약해지는 엔진 소리에 주의해보자. 먼지 덩어리에 뒤엉켜 있으면서 스크래치까지 나 있을 반지 생각을 하지만, 그대로 흘려보내자. 이 역시 그저 생각일 뿐이며 실재를 반영한 건 아니다. 먼지로 가득 찬 주머니를 바라보

의도적으로, 순간적으로, 어떠한 평가도 하지 않은 채, 어떠한 편견도 없이 주의를 기울이자! 주의를 기울이며 실행한다면 우리의 모든 행위가 긴장 이완을 위한 프리스타일 훈련이 될 수 있다.

고 그 냄새를 지각해보자. 당신의 내면에서 무슨 일이 벌어지고 있는가? 욕지기? 코 간질거림? 꽉 닫힌 먼지 주머니 속에서 반지를 알아볼 수 있겠는가?

마음챙김은 판단하지 않는 것이다. 결혼반지를 삼킨 먼지 주머니는 죄가 없고, 당신이 처한 곤궁과 아무런 관련이 없다. 그게 무엇인지 그냥 있는 그대로 인지해보자. 아마도 당신은 그 상황, 청소기, 먼지 주머니, 결혼반지를 각각 분류하고픈 충동을 느낄 것이다. 하지만 마음챙김은 그럴 필요가 없음을 의미한다. 당신의 충동을 판단하거나 화낼 필요도 없다. 그냥 있는 그대로 인지하자.

이 모든 게 평범한 일상과는 거리가 멀다는 것을 나도 잘 안다. 비현실적인 이상주의처럼 들릴 수도 있다. 하지만 이건 훈련에 불과하다는 걸 기억하자. 평가하지 않는 자세를 24시간 내내 유지할 필요는 없다. 우선은 마음챙김에 관한 프리스타일 훈련을 하는 것이다.

청소기를 돌릴 때 흔히 활성화했던 우리의 자동 조종 장치, 디폴트 모드 네트워크는 상황에 따라 적절한 행동을 어렵게 만들 때가 많다. 믿기 힘들다고? 그렇다면 주의를 기울이지 말고 결혼반지를 청소기로 빨아들여보자. 내가 장담하건대, 당신은 곧장 생각에 골똘히 빠져들어 최악의 상황까지 머릿속에 펼치기 시작할 거다. 이혼 후 술독에 빠지고 도박으로 집과 농장을 모두 잃은 에르나Erna 아주머니의 모습이 불현듯 머리를 스치고 지나가면, 심리학자들은 디폴트 모드 네트워크에 의해 '과잉 일반화된 자전적 기억의 활성화'로까지 이야기한다. 그런데 더욱 중요한 건, 자동 조종 장치가 열쇠를 넘겨받는 동안 우리는 그 부적절한 상황에 익숙해지지 않는다는 사실이다. 이를 우리가 제대로 경험하지 않았을 가능성이 크다. 그렇기에 우리는 비슷한 상황들과 앞으로도 계속해서 마주치게 되는 것이다.

그러니 다음번에 청소할 땐 그냥 청소를 하자. 그 시간엔 청소만 하고 다른 일은 하지 말자. 이때 올라오는 생각들은 모두 사실이 아니니 그냥 태연하게 되돌려보내자. 생각들은 당신이 아니다. 그 상황도 당신이 아니다. 감정, 생각, 몸의 감각 등 모든 게 당신이 아니다! 단지 당신의 머릿속을 훅 지나가는 사건들일 뿐이다. 실재가 아니다. 그것들을 당신과 동일시할 이유가 전혀 없다.

7   건포도와 자기만족, 그리고 건강

앞에서 이야기했던 청소기는 마음챙김의 프리스타일 훈련을 위한 하나의 예시였다. 사실 일상 속 모든 활동, 모든 순간에 주의를 기울이며 생활해볼 수 있다. 주의를 기울이며 걷기, 주의를 기울이며 먹기, 주의를 기울이며 통화하기. 그런데 일상생활 속 이러한 훈련 말고도 정식 마음챙김 부스터 훈련을 우리 삶 속으로 끌어들일 수 있다. 이러한 훈련을 우리는 명상이라 부른다. 아주 잘 알려져 있고 인상

게으른 자들을 위한 막간의 팁

항상 가볍게, 가끔은 격렬하게

스포츠 활동에서와 마찬가지로 긴장 이완 방법도 프리스타일과 부스터로 구분된다. WHO의 시간 설정 같은 건 없지만, 프리스타일 훈련은 하루 동안 시간을 분배하여 실행하는 게 좋다. 다음의 사항도 적용된다.
- 프리스타일 훈련: 일상생활 속에서 가볍게, 규칙적으로.
- 부스터 훈련: 강력하게, 특정 시간대에, 훈련 계획과 함께.

적이기까지 한 정식 마음챙김 훈련은 건포도 먹기다. 이에 관해 한 번쯤 읽거나 들어봤을 것이다. 진짜로 한번은 직접 해보라고 권유하고 싶다.

건포도 속
우주

건포도를 하나 꺼내보자. 진짜 건포도 말이다. 이 건포도를 접시에 담아 당신 앞에 놓아두고 접시에 담긴 건포도의 모습을 바라보자. 우리가 앞서 이야기한 '초심'을 이때 활용해보자. 살아오면서 지금껏 단 한 번도 건포도를 본 적이 없는 것처럼 건포도를 살펴보는 것이다. 건포도가 어떻게 생겼는지 지각해보자. 이 작은 건포도에서 얼마나 많은 색을 찾아볼 수 있는가? 접시에 그림자를 만드는가? 어두운 면과 밝은 면이 있는가?

그런 다음, 손 위에 건포도를 올려놓고 새롭게 바라보자. 건포도를 놓은 방향을 바꾸면 색이 달라지는가? 햇빛이 있는 방향으로 건포도를 놓으면 햇빛이 건포도를 관통하는가? 뒷면과 앞면의 색이 다른가? 표면은 어떻게 보이는가? 매끈한가? 홈이 파여 있는가? 거친가?

이번에는 건포도를 손으로 살짝 눌러보자. 팽팽한가, 말랑

한가, 아니면 부드러운가? 건포도를 살짝 누르면 그 모양이 변하는가? 손가락에 느껴지는 건포도의 촉감은 어떤가? 끈적한가? 딱딱한가? 말랑한가? 건포도의 냄새도 맡아보자. 냄새가 있긴 한가? 그 냄새를 어떻게 묘사하겠는가? 건포도를 누르면 그 냄새가 달라지는가? 이제 혀끝으로 건포도를 살짝 건드려보자. 어떤 느낌인가? 부드러운가, 아니면 딱딱한가? 맛이 좀 느껴지는가? 혀끝으로 건포도의 표면을 느낄 수 있는가?

다음으로 건포도를 입안에 넣어보자. 하지만 아직은 씹어서는 안 된다. 입안에서 건포도를 가지고 잠시 놀아보자. 혀로 건포도를 입안 한쪽 끝에서 다른 한쪽 끝으로 밀어보자. 맛이 좀 느껴지는가? 입안에서 어떤 느낌이 드는가?

머릿속에 생각들이 올라오면, 그 생각들을 지각한 다음 편안하게 다시 내보내자. 화내지 말자. 생각들은 지극히 인간적인 것이다. 그냥 지금은 그럴 시간이 없다. 지금 이 시간은 오로지 건포도를 위한 시간이다. 건포도는 경험해볼 만한 가치가 충분히 있다.

건포도는 당신의 입안에 도착하기까지 기나긴 여정을 거쳐왔다. 햇빛의 도움을 받으며 포도나무의 포도송이로 자라났고 땅속 영양분을 흡수하면서 지내왔다. 구름에서 떨어졌던 물은 건포도 속에서 다시 발견된다. 그전엔 어쩌면 바다에 있었을지도 모를 물이다. 바다에 잠시 있다가, 그다음엔 구름, 그다음엔 땅, 그다음엔 나뭇가지, 그리고 마지막에는 포도송이, 이제는 건포도.

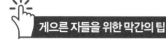
바다의 무언가가 건포도 속에 있었고, 지금은 당신의 입안에 있다. 바다, 태양, 구름, 땅, 그리고 나뭇가지의 무언가가 당신의 일부가 되었다. 건포도를 당신의 손으로 잡았던 그 순간에. 정확하게, 좀 더 깊게 생각해보면 이 건포도 속에는 온 세상이 들어 있다. 그렇기에 건포도가 충분히 받을 가치가 있는 관심과 주의를 건포도에 기울여보자. 당신이 건포도를 먹으면, 당신은 건포도를 먹는 거다.

이제 건포도를 살짝 씹으면서 그 맛을 인지해보자. 씹을 때 어떤 느낌이 올라오는가? 그 맛이 점점 달라지는가? 건포도를 삼켜도 그 맛이 입안에 여전히 남아 있는가?

어떤 판단도 없이 지금 이 순간을 의식적으로 지각하는 것, 이게 마음챙김이다. 삶 속 유일한 이 순간, 바로 지금, 건포도는 우리 안에 자리 잡는다. 게다가 우리가 주의를 기울이며 건포도를 먹는 동안, 우리의 디폴트 모드 네트워크는 조용해지고 우리의 뇌는 변화하게 된다. 그러면서 건포도가 주는 효과는 이후에도 계속해서 우리의 일상생활 속에 머무른다.

각자의 경험에 따라
달라지는 마음챙김

마음챙김에서는 점진적 근육 이완법이나 자율 훈련법에서처럼 확고하게 자리매김한 이론적인 용어를 다루지 않는다는 사실을 이해하는 게 중요하다.

서양 문화에 익숙한 사람들은 마음챙김을 분명 학술적으로 이해하고 싶어 한다. 그런데 그건 거의 불가능하다. 마음챙김은 측정 가능한 통계 개념이 아니다. 언제나 '경험'만 기술한다. 그렇기에 마음챙김의 의미는 각자 저마다의 경험을 바탕으로 이해할 수 있다. 마음챙김은 주의를 기울이는 1인칭 시점을 강요하다시피 강조한다. 늘 중립적인 관찰자의 제삼자 관점을 요구해오던 서구 연구자들에겐 끔찍한 일이다. 그렇기에 마음챙김은 단 한 번도 똑같은 적이 없다. 명상하는 자의 경험에 따라 항상 바뀐다. 서구적이거나 학술적인 것을 지향하는 사람들에게는 엄청난 딜레마로, 마음챙김을 일종의 마술로 치부해버리는 때도 자주 생긴다. 결국엔 측정할 수도 없고, 측정을 하지 못하면 참된 것이 될 수 없으니까.

마음챙김의 또 다른 문제는 우리가 이를 쉽게 말로 표현할 수 없다는 거다. 적절하게 기술할 단어들이 없는 개개인의 경험이며, 계속 그렇게 남는다. 마음챙김은 말로 쉽게 표현해내기 힘들다. 경험은 일반적으로 굉장히 다양한 면을 갖추고 있다. 이는 우리가 말로 표현할 수 있는 범위를 훨씬 더 벗어난다. 그렇기에 마음챙김에 관한 설명은 우리가 아무리 많이 노력해도 늘 불완전하다.

오늘날 서구 사회에서는 가지각색 형태의 마음챙김을 만나게 된다. 어떤 경우에는 굉장한 종교적 특색을 띠고, 어떤 경우에는 완벽하게 설명된다. 그러므로 사람들이 마음챙김에 관해 이야기하면, 이때 고려되는 유형이 무엇인지를 이해하는 게 중요하다. 마음챙김이라는 용어가 불특정한 집합 개념으로서 점점 더 변해가고 있기 때문이다. 실천되는 마음챙김의 정확한 내용을 들여다보기 전에는 정확하게 정리해낼 수 없다.

- 흔히 앉아서 하는 명상처럼 정식적인 명상법인가?
- 내가 1989년 수도원에서 경험한 것처럼 불교나 어떤 다른 종교들에서 비롯된 이론 개념인가?
- 청소기 돌리기처럼 일상의 경험이나 행동에 관한 근본 자세들을 이야기하는가?
- 디폴트 모드 네트워크 통제와 같은 서양 심리학이나 신경학의 개념인가?

그런데 이 같은 마음챙김의 다양성은 엄청난 흥미와 재미를 유발하기도 한다. 스트레스 극복, 긴장 이완, 만성질환에 대한 더욱 적절한 처리 방법, 자기 경험, 영성적인 방법, (불교적인 관점에서는 전혀

우리 모두 불교 신자가 되어야 할까?[13]

앞서 보았듯이 마음챙김은 청소기 돌리기처럼 잠깐 머무르는 프리스타일 방식뿐만 아니라 명상과 같은 부스터 방식도 있다. 부스터 방식은 이제부터 자세하게 알아볼 것이다. 이는 자율 훈련법이나 점진적 근육 이완법과 같은 전통적인 긴장 이완 방식들과는 완전히 다르다. 처음엔 대부분 낯설게 느낄 것이다. 아시아 현인의 느낌이 날 수도 있고, 어쩌면 심원하고 난해한 분위기가 풍길 수도 있다.

마음챙김의 기원은 불교에 있으며 그곳에서 핵심 개념이 형성되었다. 지난 2,500년간 마음챙김에 대한 고찰 역시 불교 안에서는 그렇게 많이 달라지지 않았다. 간략하게 요약하면, 불교의 마음챙김은 인간적인 고난과 역경으로부터 자유로워지기 위해 주의를 기울이는 방법이다. 불교의 마음챙김은 홀로 행하는 명상 기법이 아니라 보다 더 광범위한 영성적 방법의 한 부분이다. 서양 세계에서도 많은 이가 마음챙김을 영성적으로 간주한다. 하지만 어떤 종교나 믿음 없이도 순수하게 세속적으로 이를 훌륭하게 활용할 수 있다. 이러한 특성이 있기에 마음챙김이 가지각색의 문화와 삶의 방식 속으로 퍼져 나갈 수 있는 것이다. 마음챙김의 방식들은 그리스도교 등 다른 종교들 속에서도 비슷한 방식으로 발견되고 있다. 그러나 비종교적인 형태에서도 마음챙김의 주요 논리들을 찾아볼 수 있다.

어쨌건 기원전 1세기 때 불교 승려들은 마음챙김을 '의식 상태의 확장'이라 기술하면서 명상가에 대해 분명히 '현시점과 관련하여 총명'할 것이라고 말했다. 이미 당시에도 마음챙김이 한정된 초점과는 달리 '먼 거리'를 포괄할 것임이 강조되었다. 이는 '순수한 관찰', 즉 어떠한 해석, 판단, 선입견, 견해 없이 순수하게 지각해내는 문제다. 그 당시에도 고수하지 않기, 개입하지 않기, 중립성 등이 이미 언급되고 있었다.

존재하지 않는) 자아 변환 등 우리는 마음챙김에서 각자 자기에게 맞는 걸 찾아내 자기 삶에 적용할 수 있다.

건포도 덕분에 우리는 직장 상사들에게 좀 더 침착하게 대응할 수 있게 될지도 모른다. 어떤 싸움이 벌어져도 그때의 생각들은 그저 생각일 뿐, 우리 자신이 아니라는 걸 마음 깊은 곳에서부터 배워나갔기 때문이다. 건포도 덕분에 우리가 계속해서 일하고, 심근경색을 앓지 않고, 나이가 들어도 요양원 생활을 하는 대신 유람선 여행을 다닐 수 있을지도 모른다. 그런데 잠깐, 이것 역시 우리의 디폴트 모드 네트워크의 환상일 뿐 삶은 아니다. 그렇기에 건포도는 그냥 건포도일 뿐이다. 그리고 바로 이러한 이유에서 건포도가 온 세상인 것이다.

예를 들어, 마음챙김 수음의 구성 요소는 의식적으로 호흡하기, 자기 몸 만지기, 그리고 지금 일어나고 있는 일을 지각하기다. 게다가 자기 몸의 성감 자극 영역들을 만지는 것도 전혀 금지되지 않는다. 다른 부위들도 주의를 기울이며 유쾌하게 만질 수 있다. 그러나 이때에도 당신의 머릿속에 올라오는 생각들을 인지하고 다시 내보내려고 노력해야 한다. 이 시간은 머릿속에 떠오르는 야한 생각들을 위한 게 아니다. 오늘은 당신, 그리고 지금 막 벌어지고 있는 일들을 다루는 시간이다. 당신의 몸을 더듬는 당신의 손가락들, 그 느낌들, 그리고 이것이 당신에게 무엇을 안겨주는지에 관한 관찰.

마음챙김의 다른 다양한 방법에서처럼 마음챙김 수음도 당신 삶의 일부일 뿐이다. 이것이 목적이 분명하거나 엄청나게 멋진,

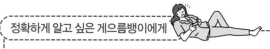

정확하게 알고 싶은 게으름뱅이에게

명상 대신 수음

명상이 비교도秘敎徒나 승려들을 위한 그 무언가라고 생각한다면, '주의 깊은 수음'을 한번 시도해보길 바란다. 맞다. 제대로 읽었다. 내가 실수로 잘못 썼거나 철자를 틀리게 쓴 게 아니다. '수음'이라고 말한 게 맞다. 주의 깊은 수음은 마음챙김 움직임의 새로운 트렌드다. 건포도에서 온 세상을 찾아볼 수 있다고 생각했다면 한번은 섹스로 시도해보자.

구글 검색창에 '마음챙김 수음mindfulness masturbation'이라는 검색어를 넣어보면, 200만 개에 가까운 결과들이 나온다. 결코 무시해선 안 될 데이터다. 기억하는가? 우리의 디폴트 모드 네트워크가 조용해지고 우리를 오로지 현재에 머무르게 하는 몇 안 되는 일상 활동 중 하나가 섹스다. 그리고 수음 역시 마음챙김 명상 훈련이 될 수 있다. 단, 포르노 사이트를 통해 우리가 현재에서 끄집어내지지 않는다면 말이다.

혹은 포르노 사이트나 야한 이야기들에 의한 수음 행위로 바뀌어선 안된다. 하지만 당신이 뇌를 변화시키고 게으름뱅이들을 위한 건강법을 제대로 즐기는 동안, 마음챙김 수음은 당신 삶의 다양한 측면들 가운데 하나가 될 수는 있다.

8 마음챙김을 잊지 않는 요령

마음챙김을 수행하는 건 실상 우리가 일상생활 속에서 흔히 마주하게 되는 문제가 아니다. 몇 번 경험하다 보면 현재 하고 있는 활동에 상당히 빨리 주의를 기울이게 된다. 훈련도 그렇게 오래할 필요가 없다. 몇 시간이고 주의를 기울이며 걸을 필요도 없고, 발걸음 하나하나에 모두 주의하며 내가 지금 무엇을 발견했는지 죄다 파악하려고 할 필요도 없다. 몇 걸음 걷다가 다시 버스를 뒤쫓아 빨리 뛰어도 된다. 일상생활 속에서 잠깐씩 수행해도 마음챙김은 건강에 엄청난 효과가 있다.

일상생활 속의 마음챙김과 관련된 문제는 우리가 이를 기억해야 한다는 거다. 우리에게는 매일같이 보내는 일상생활 속 루틴이 있고 현실이 아주 바빠서 마음챙김을 잘 생각해내지 못한다. 처음만큼이나 똑같이 어려운 건 지금 이 순간에 주의를 기울이는 일이다. 지금 디폴트 모드 네트워크가 주도권을 쥐었다는 걸 깨닫는 게 엄청 어렵다.

그렇기에 나는 내 환자들에게 마음챙김을 위한 작은 순간을 상기시켜줄 어떤 핵심적인 자극 상황이나 요소를 찾아보라고 권한다. 예를 들면, 스마트폰에 울리는 메시지 소리다. 메신저나 전자 우편의 알림 소리 때문에 우리는 평범한 일상 속에서 얼마나 자주 *끄집어내지는가*. 그런 알림 소리는 우리의 주의력에 엄청난 문제가 될뿐더러 우리의 연속적인 사고 영역에 크나큰 방해꾼이다. 하지만 마음챙김에는 스마트폰이 하나의 선물이기도 하다. 스마트폰이 울리고 진동할 때마다 지금 무슨 일이 일어나는지 몇 초 동안만이라도 지각해보자고 다짐할 수 있기 때문이다. 무슨 생각을 했지? 지금 방금 뭘 했지? 보고 냄새 맡고 듣고 느껴지는 게 뭐지? 잠시 모든 걸 멈추고 마음챙김을 잠깐 훈련하면서 그 짧은 순간만큼은 당신 삶에 온전하게 존재해보자. 길가에 멈춰서 당신의 정신이 쫓아오기를 기다리자.

당신의 마음속에서 지금 온 메시지를 당장 읽어야 한다는 충동이 막 느껴지는가? 이 충동이 당신에게 뭘 해대는가? 그 충동에 바로 반응하지 않으면 어떤 변화가 일어나는가?

스마트폰이 삑삑거리며 일상생활 속에서 당신을 자꾸 끌어낸다면, 이를 마음챙김 훈련 중 하나라고 생각하고, 그 훈련 속에 잠깐 빠져드는 기회로 활용하자. 이 짧은 순간 동안 당신이 가진 유일무이한 삶 속 바로 지금에 콕 박혀보자.

관찰의 힘

우리의 지각은 관찰만 해도 수시로 변한다. 양자 물리학의 핵심 개념은 원자에 대한 관찰이 그 상태에 영향을 미친다는 것이다. 하지만 양자 물리학을 애써 알 필요는 없다. 이 현상들을 일상 속에서 매일 지각할 수 있다. 내가 어떤 감정을 주의 깊게 인지하고 연구자처럼 외부에서 바라보면, 이 감정은 달라진다. 심지어 이 감정에 내가 의도적으로 아무런 영향을 미치지 않아도 말이다.

이때 자율 훈련법과 마음챙김 명상의 뚜렷한 차이점이 보인다. "오른팔이 무거워!" "아냐, 안 무거워!" 이런 건 마음챙김에 없다. 마음챙김을 통해 내 상태에 의도적으로 아무런 영향을 미치지 않고자 노력하기 때문이다. 그냥 인지할 뿐이다. 그것도 편견 없이, 어떠한 가치 판단도 없이, 현재의 순간에 대한 그 어떤 평가적 인식도 없이. 무거워지지 않는 내 팔에 화가 나지 않는다. 그 무게를 인지할 뿐이다. 그리고 그 무게가 달라지는지 살펴볼 뿐이다. 중요한 건 주의를 기울여 관찰하는 과정에서 어떤 평가도 하지 않는 것, 인내, 초심, 신뢰, 인정, 놓아줌이다. 거기에 인자함, 아량, 공감, 감사, 친절까지 더해진다면, 진정한 마음챙김 대가는 바로 우리일 것이다.

이처럼 영향을 미치지 않는 태도는 일상적인 태도와 완전히 반대된다. 일을 강행하기 위해 얼마나 자주 애쓰는가? 주변 사람들과 일에 영향을 미치고 내 뜻대로 조종하고자 매일 얼마나 많은 힘을 쏟아붓는가? 그 가운데 정말로 성공하는 건 얼마나 되는가? 우리의 행동이 옳은지 어떻게 아는가?

양자 물리학에서 관찰이 상태에 영향을 미치는 것처럼, 우리의 내면과 주변에서 일어나는 일들을 관찰하는 것만으로 이를 변화시킬 수 있다. 다음번에 피부가 약간 간지럽다 싶으면 긁지 않도록 해보자. 긁지 않고 주의만 기울이면서 간지러움이 어떤 형태로 달라지는지 침착하게 살펴보자. 간지러움이 완전히 사라지고 더는 박박 긁지 않게 될 거라고 장담하진 못한다. 그렇지만 단순한 간지러움 이면에 얼마나 다양한 지각이 존재하는지, 그리고 이 지각들이 얼마나 한순간인지 알게 되면 깜짝 놀랄 거다.

9 앉아서
건강해지는 방법

　　　　게으른 사람들에게 마음챙김의 프리스타일 훈련만 있는
게 아니다. 우리 같은 게으름뱅이들도 1부에서처럼 마음챙김의 고급
단계, 부스터 훈련 역시 실행해볼 수 있다. 게다가 마음챙김 부스터 훈
련은 정식 명상 활동들과 관련된다. 당신은 베를린 장벽이 붕괴되던
그 주말, 내가 수도원에서 경험했던 일들을 분명 기억하고 있을 것이
다. 그때에도 명상에 관한 것이었지만, 무엇보다 경험자의 사색, 그리
고 역사적 순간을 삶 속에서 분류화하는 게 더 주된 사안이었다. 부스
터 훈련으로서 마음챙김 명상을 실행한다면, 이러한 사색이나 생각들
은 필요하지 않다.

　　　　마음챙김 명상의 독특한 점은 내용을 다루지 않는다는 거
다. 문제점을 살펴본다거나 해결책을 강구하지 않는다. 오히려 그 반
대다. 곰곰이 생각하는 건 디폴트 모드 네트워크나 뇌의 의식적인 문
제 해결 메커니즘의 일이다. 게다가 이는 과거와 미래의 일이지, 현재

마음챙김 명상은 뇌를 형성하고 더 많은 행복과 건강을 추구하는 방법이긴 하지만 내용은 없다.

에는 발생하지 않는다. 그렇다면 정식 명상은 어떻게 하는 걸까? 어떻게 해야 배울 수 있을까? 명상에 통달하기까지 얼마나 많은 시간이 걸릴까?

목적 없이
방황하는 것이 좋다

마지막 질문, 그러니까 명상에 완벽해지기까지 얼마나 오랫동안 배워야 하는가라는 질문으로 시작해보자. 냉정하면서도 부드러운 대답은 이렇다. 평생 배워야 한다. 명상은 그 자체가 목적이다. 누구도 명상에 완벽해질 수 없고, 사실 명상에 완벽이란 것 자체가 없다.

어느 날 인터넷 서핑을 하고 있었는데, 명상에 도움이 될 듯한 머리띠 광고가 눈에 띄었다. 구글은 사용자 특성에 맞는 광고들을 보여준다. 내가 명상에 관심이 있다는 걸 구글이 알고 있었나 보다. 말할 것도 없이 나는 그 광고를 바로 클릭했다. 광고에 따르면 이 머리띠를 하면 명상에 좀 더 깊게 빠질 수 있단다. 이걸 바라지 않고, 이런 문구를 보고도 사지 않을 사람이 누가 있겠는가.

머리띠는 다음과 같이 기능한다. 뇌파 파생에 관한 전극의 도움으로 '명상의 깊이'가 측정된다. 머리띠를 한 사람이 얼마나 편안한 상태인가에 따라 귀에 꽂은 헤드셋에서 다양한 소리가 나오게 된다. '건강하지 않게' 명상하면 빗소리가 들리고, 깊게 이완된 상태라면 새소리가 나온다. 일종의 생체 자기 통제인 것이다. 생물학적 변화들을 조절한다는 목적과 함께, 몸과 머리에서 발생하는 일에 관한 피드백.

나는 매혹당했다. 의학에서 이야기하는 생체 자기 통제 과정을 나도 잘 알고 있다. 특히 통증 치료 때 진짜 기적이 일어나기도 한다. 내가 명상할 때도 어쩌면 도움을 줄지 모른다. 내 정신은 한마디로 진정이 안 되기에 나 자신에게 정말로 자주 실망했다. 이 첨단 기술 머리띠가 내게 도움이 될까? 나는 '주문하기'를 클릭했고, 머리띠가 배송되기를 오매불망 기다렸다.

상자가 배달되자마자 곧장 명상용 방석 위에 앉았다. 헤드셋에서는 빗소리가 들렸고 나는 새소리를 기다렸다. 그리고 정말 어느 순간 외로운 새소리가 들려왔다. 나는 내 행복을 실감하기 힘들었다. 그러자 곧장 새소리가 사라지더니 다시 빗소리가 들렸다. 이런! 나는 다시 긴장을 확 풀려고 노력하며 새들을 기다렸다.

가상의 빗소리를 듣고 있는 동안, 내 머릿속에 떠오르는 생각이 있었다. 처음엔 지각하기 힘들었지만, 그 생각은 점점 더 분명

해졌다. 지금 내 명상용 방석 위에서 일어나고 있는 일이 마음챙김 명상과 모든 방면에서 죄다 모순된다는 거였다. 뇌파 활동에 따라 비와 새의 생체 자기 통제가 깊은 긴장 이완 상태로 이끌어줄 수 있다고 할지라도 이는 게으른 사람들을 위한 건강법에서 말하는 명상의 목적과는 일치하지 않는다.

마음챙김 명상은 특정 목적이나 가치 평가라는 게 없다. 명상은 잘하고 못하고가 없다. 사람도 좋고 나쁘고가 없다. 사람에게는 경험이 있거나 없는 정도지만, 이 역시 어떠한 평가도 할 수 없다. 머리띠를 통한 평가가 특정 뇌 활동들을 잡아내는 데는 도움이 될 수 있지만, 마음챙김 명상의 본질적인 의미인 평가하지 않는 자세에는 방해가 된다.

명상은 방석 위에서 보내는 시간, 딱 그 시간과만 관련되지 않는다. 신진대사에 영향을 미치는 근육 운동은 운동을 마친 후에도 우리의 신진대사 작용을 당일에 바꿀 수 있다. 이와 달리 명상은 우리의 여생에 전반적으로 영향을 미친다. 그렇기에 정식으로 행하는 명상은 관습적인 의미의 긴장 이완 기술이 아니다. 확실히 그 이상이다.

그런데 앉아 있는 것이 어떻게 마음챙김 명상으로 기능하는 걸까? 이때 세상에서 가장 쉬우면서도 어쩌면 가장 어려운 일이 생겨난다. 그냥 앉아 있기!

앉아서
명상하기

앞서 언급했듯이 마음챙김 명상에는 다양한 방식이 있다. 건포도를 먹는 것부터 시작하여 주의를 기울이며 달리는 것, 더 나아가 주의를 집중한 수음까지 거의 모든 게 가능하다. 하지만 전통적인 형태는 앉아서 하는 명상이다. 내가 제일로 좋아하는 명상 유형이다! 왜냐하면 앉는 행위는 나 같은 게으름뱅이에게 아주 딱이기 때문이다. 자, 게으른 사람들을 위한 부스터 훈련인 주의를 기울이며 앉아 있는 활동을 시작해보자.

어디에 앉는지는 사실 상관없다. 게다가 어떤 자세를 취하며 앉는지도 상관없다. 물론 사과나무 아래에서 우아한 연꽃 방석에 앉아 명상하고 차크라chakra까지 태양을 향해 뻗어나가면 멋들어져 보인다. 하지만 마음챙김 명상을 성공하는 측면에서는 이 모든 게 부질없다. 단, 명상하는 동안 잠들지 않으면 참 좋다. 그래서 누워서 명상하는 건 너무도 어렵다. 많은 이가 잠자기 전에 앉아서 하는 명상(혹은 누워서 하는 명상)을 하면서 금세 잠들기 일쑤다. 그렇게 긴장이 잘 풀린다면야 좋겠지만, 잠드는 건 명상의 완벽한 효과에는 방해가 된다. 그 온전한 효과를 우리 게으름뱅이들도 어떻게든 완벽하게 누리고 싶다.

개인적으로 나는 명상용 방석 위에 앉는 걸 참 좋아한다. 그 위에 앉으면 엉덩이는 살짝 올라가면서 등은 편안해진다. 그러면서 곧은 자세가 좀 더 쉽게 만들어지고, 호흡은 편해지고, 몸이 경직되는 것도 방지할 수 있다.

방석이 너무 부드러우면 아래로 쑥 빠지기 때문에 주의할 필요가 있다. 너무 딱딱해서도 안 된다. 아니면 그냥 바윗덩어리 위에서 해도 되지 않겠는가. 물론 급할 때는 그 방법도 아주 적절하겠지만 말이다.

정신없는 생활 가운데 마음속 깊은 안정을 찾겠다는 목표보다는 처음에는 조용한 자리를 찾는 것만으로 충분하다. 초반에는 방석 위에 앉아 명상해도 아이들이 그 뒤에서 마인크래프트 게임을 하거나 반려견이 산책 가자고 졸라대면 주의력이 쉽게 흐트러질 것이다. 물론 이러한 지각도 당신의 명상 안으로 끌어들일 수 있다. 하지만 무엇이든 저마다의 시간이 있는 법이다.

방석 위(혹은 의자나 땅바닥이나 바위 위)에 그냥 앉자. 그리고 아무것도 하지 말자. 이게 참 쉬운 소리 같지만 엄청나게 어렵다. 마음챙김은 지금 이 순간에 무언가에 관한 어떠한 평가도 없이 의식적으로 그것을 인지하는 걸 의미한다.

자, 앉았으면 호흡에 주의를 기울이자. 명상하는 데 호흡은 기가 막히게 좋은 수단이다. 호흡을 의식적으로 어떻게 해보려 하지 말고 그냥 관찰해보자. 깊게 호흡해야 한다거나 잘 호흡해야 한다는 소리가 아니다. 숨 쉬고 싶다는 뭐 그런 문제가 전혀 아니다. 우리는 자동으로 호흡한다. 살아 있는 동안 내내 말이다. 지금은 이 호흡을 살

피는 게 중요하다. 아무런 평가 없이. 지금 막 앉았기에 호흡이 상당히 빠를 수도 있다. 그렇다면 그것을 지각해낼 수 있다. '힘들거나 긴장한 거야. 그래서 숨이 이렇게 빠른 거야.' 이는 진실이 아니라 그냥 해석이다. 이 해석을 그 자체로 받아들여도 좋다. 하지만 다시 바로 내보내야 한다.

당신도 알겠지만, 늘 똑같은 반복이다. 바로 중립적인 관찰자가 되는 것. 명상은 평가의 시간이 아니다. 좋거나 싫거나, 빠르거나 느리거나, 옳거나 틀리거나 하는 이원성에서 벗어나야 한다.

정확하게 알고 싶은 게으름뱅이에게

명상에서 당신은 존재하지 않는다

당신의 뇌가 당신에 관해 이야기하는 것들(당신이 주인공인 당신에 관한 영화)은 환상일 뿐이다! 언제부터 존재했는가? 태어날 때부터? 그러면 자궁 속에 있었던 몇 달간은 어땠는가? 그때에도 존재했는가? 어렸을 때와 지금의 당신은 똑같은 사람인가? 무엇이 당신이란 존재를 만드는가? 당신은 당신을 형성하고 있는 세포들인가? 그렇다면 나쁜 소식이 하나 있다. 당신의 간만 하더라도 2년 후에는 새로운 간으로 완전히 새롭게 대체된다. 지방 세포들도 8년간 유지돼서는 새로운 것들로 바뀐다.[14] 아니면 생각과 세계관이 당신의 자아를 형성하는가? 열 살일 때와 지금 당신의 주변을 어슬렁대는 것들은 분명 다르다.

당신이 끊임없이 존재한다는 건 환상이다. 당신에게 처음이나 끝이 있었다는 것도 환상이다. 허나 그것 없이는 우리가 우리의 삶을 분명 통제하지 못했을 아주 중요한 환상이기도 하다. 그리고 결국엔 이 역시 스스로 끊임없이 새롭게 만드는 우리 뇌의 환상에 불과하다.

앉은 자세로 당신의 호흡을 살펴보자. 그리고 어떤 느낌인지에 대해 아무런 평가도 하지 않은 채 있는 그대로를 인지해보자. 혹은 당신의 호흡에 어떠한 영향을 미치려고 하지 말고 그대로 느껴보자. 당신에게 도움이 될 멋진 방법은 호흡 수를 헤아리는 거다. 1부터 시작해서 호흡 때마다 하나씩 세어보자. 들숨과 날숨, 그리고 날숨과 들숨 사이의 휴지기에도 주의를 기울이자. 머지않아 생각들이 올라올 것이다. 이를 깨닫게 되면, 그 생각들을 인지하되 평가는 하지 말고 다시 내보내자. 생각들이 올라왔다는 사실도 평가하지 말자. 기억할 것이다. 마음챙김은 지금 이 순간의 것을 어떠한 판단도 하지 않고 의식적으로 지각하고 흘러가게끔 내버려 두는 것임을. 어떤 생각에 화가 나는 건 자기 자신에게 나쁜 편지를 스스로 쓰고는 그 편지에 화를 내는 것과 똑같다.

방석에 앉아 호흡을 관찰하고 호흡의 횟수를 헤아리는 동안, 당신의 생각 방울들은 당신의 의식 속으로 언젠가는 들어오게 된다. 강가에 앉아 당신 앞에서 흐르는 물을 바라보고 있는 것처럼, 당신은 그 강에 어떠한 영향도 미칠 수 없다. 흘러가는 강물을 꽉 붙들어 맬 수도 없다. 흘러가는 모습을 그냥 바라보자. 아무런 접촉 없이, 정신적으로 작별을 고하자.

어떤 생각이 마음속에 떠오를 때마다 1부터 다시 세어보자. 나 역시 때론 3까지 셌다가 다시 처음으로 돌아가기도 한다. 하지만 이 경험 역시 나는 놓아주어야 하며 판단해서는 안 된다. 그래, 맞

영화관에 있는 것처럼

보통 우리는 우리가 생각을 잘 조절할 거라고 믿는다. 엄청난 착각이다! 머릿속에 떠오르는 영화를 우리는 그렇게 적극적으로 조종하지 못한다. 우리를 기쁘게 하거나 괴롭히는 모든 이미지와 생각에는 우리의 무의식이 더 관여한다.

게다가 무의식은 의식되지 않는다. 우리가 그것에 관해 알아내기도 전에 뇌의 여러 곳에서는 우리의 생각과 감정을 이미 교섭하고 있다. 우리가 생각하거나 느끼기도 전에. 그 가운데 몇 개만 생각 주머니들로서 우리의 의식에 다다르게 된다. 그곳에서 우리는 그것을 지각하게 되고, 스스로 이러한 생각들을 방금 만들어냈다는 환상 속에 빠져들게 된다.

영화관에 앉아 영화를 보면, 주인공과 함께 아파하고, 기뻐하고, 울고, 혹은 놀라기도 한다. 하지만 이게 영화에 불과하며 개인적으로 우리가 관여된 건 아니라는 사실을 우리는 잘 알고 있다. 심지어 우리가 원하면 영화관에서 일어나 밖으로 나갈 수도 있다.

하지만 우리의 생각 주머니들은 다르다. 이 생각들은 우리의 무의식에서부터 영화처럼 제시되지만, 생각들에서 정말로 다루고 있는 건 우리가 아닌 생각들임을 우리는 깨닫지 못한다. 생각들에서는 당신을 다루지 않는다. 당신은 실상 존재하지 않기 때문이다. 우와, 이 말은 진짜 엄청나게 심오하게 들린다. 그래도 내가 어떤 의미로 말하는 건지 당신은 이해했길 바란다.

명상 때 영화관 이미지를 활용해보자. 떠오르는 생각들을 현실과는 전혀 맞지 않는, 우리와 아무런 상관없는 영화처럼 간주해보자. 생각들이 지금 얼마나 강력하게 머릿속에 떠오르는지와는 전혀 상관없이.

다. 세상에서 가장 쉬우면서도 가장 어려운 일이다.

일상적인 명상 루틴을 갖기 위해 특정 시간대에 5분씩 좌식 명상을 시작해보자. 나중에는 시간을 늘려도 괜찮다. 하지만 우선은 배움의 시간을 갖자. 뇌를 천천히 변화시키는 동안, 당신의 원숭이 뇌가 점점 진정되는 걸 느끼게 될 것이다.

정식 명상 시간 외에도 당신의 디폴트 모드 네트워크는 점점 드물게 나타날 것이다. 게다가 앞서 언급했듯이 행복감은 디폴트 모드 네트워크 활동과 밀접하게 관련되기에 당신은 더욱 행복해질 것

정확하게 알고 싶은 게으름뱅이에게

명상과 텔로미어

지금까지 마음챙김 명상이 우리의 뇌 구조를 변화시킬 수 있고, 이로 인해 좀 더 행복해진다는 이야기를 계속했다. 또한 우리는 스트레스가 건강에 좋지 않으며 명상이 스트레스 해소에 도움이 된다고 이야기했다. 그런데 명상이 할 수 있는 일은 이보다 많다. 심지어 우리의 유전자까지 명상으로 변화될 수 있고 이로써 우리는 더욱 오래 살아갈 수 있다.

우리의 세포는 수차례 분열된다. 그러면서 조직은 새로워지고 재생되기도 한다. 이러한 과정이 순조롭게 이뤄질수록 체내 조직은 천천히 노화되고 사람도 천천히 늙게 된다. 세포 내 유전자는 세포핵 속의 소위 염색체 안에 있다. 그리고 이 염색체들은 그 끝자락에 이른바 텔로미어를 가지고 있다. 이 텔로미어를 운동화 끈의 끝에 있는 작은 플라스틱처럼 생각해볼 수 있겠다. 운동화 끈을 묶을 때 이 플라스틱 부분은 운동화 끈의 천들이 풀리는 걸 막아준다. 염색체의 경우, 텔로미어가 이 같은 보호용 덮개 기능을 한다. 세포가 분열할 때마다 이 덮개의 길이는 짧아지게 되고 세포들은 노화한다. 40년 동안 우리는 3분의 1 정도의 텔로미어를 잃어버리고, 60년 이상이 되면 절반 정도밖에 갖지 못한다. 텔로미어가 부서지면 세포는 결국엔 더는 분열하지 못한다. 그래서 어떤 연구자들은 텔로미어를 '죽음의 도화선'이라고 부른다.

이다. 우리가 의도적으로 막 조종해댈 필요도 없이 스트레스는 감소할 것이고, 건강에 유익한 다양한 작용이 몸 안에서 발생할 것이다. 이게 게으른 사람들을 위한 건강법이다.

그렇지만 희망 가득한 희소식도 있다. 텔로미어telomere가 다시 자라나기도 한다. 어떻게 해야 하는 걸까? 짜잔! 마음챙김 명상을 통해서! 마음챙김은 우리의 지각만 변화시키는 게 아니다. 진정한 젊음의 샘물이기도 하다.

10 그냥 그런 것처럼 행동해야 한다

　　병원에서 집으로 가는 길이 놓인 들판 쪽으로, 나는 왼쪽으로 돌아서고 있었다. 브란덴부르크의 노란 옥수수밭 위로 해가 지고 있었고 자연은 형형색색의 아름다운 장관을 연출했다. '이래서 달리기가 재밌는 거야'라는 생각이 들었다. 그리고 이게 핵심이다. 어떤 일에 즐거움을 느껴야만 그것에 딱 필요한 진지함을 갖추게 되고 그 일을 계속해서 실행해 나가게 된다.

　　삶에선 모든 게 그렇게 재미나고 즐겁지만은 않다. 그런데 처음엔 불편했던 일들이 시간이 지나면서 나를 즐겁게도 한다는 사실에 나는 재차 깜짝 놀란다. 초보 러너였을 땐 내가 나중에 몇 시간씩 주변을 달리고 입가에 미소를 띠며 "조금 더!"라고 조용히 속삭일 거라고는 전혀 생각지도 못했다.

　　달리기를 처음 시작했을 때는 재미가 하나도 없었다. 아프기만 하고 어떤 때에는 너무 힘들어서 길가에 주저앉아 토하고 싶을 정도였다. 그렇지만 나는 어떻게든 러너가 되고 싶었다. 며칠씩 달리는 울트라 러너에 관한 이야기를 엄청나게 많이 읽었었다. 그들 대부분은 세계 곳곳에서 길도 없고 모험으로 가득 찬 지역들을 돌아다녔다. 그렇기에 나도 꼭 한번 경험해보고 싶었다. 다른 사람들은 쥘 베른Jules Verne의 책을 읽고 바다를 꿈꾸지만, 나는 스콧 주렉Scott Jurek(미국의 울트라 마라토너로 전설적인 인물 - 옮긴이)의 책을 읽고 데스 밸리Death Valley를 꿈꾼다. 고작 5km를 달렸을 때 이미 머릿속으로는 울트라 마라토너였다. 그런데 어느 날 진짜로 그렇게 됐다. 어느 순간 내 뇌는 내가 러너라고 믿게 되었다. 내가 뇌 앞에서 충분히 오랫동안 그런 척을 했나 보다. 어느 날 아침, 내 뇌는 이렇게 생각했던 듯하다. '오케이, 이 뇌를 가진 녀석은 멍청이처럼 매일 이곳을 달려. 이게 뜻하는 건 하나밖에 없어. 그는 마라토너야. 그리고 그가 마라토너라면 우리 둘 다 그런 거지. 나는 마라토너의 뇌인 거야.' 짠! 일이 일어났다. 진짜 하루아침에. 그렇게 될 때까지 나는 진짜 그런 것처럼 그저 계속해서 했을 뿐이다.

이런 말을 들어봤는지 모르겠다. "언젠가 그렇게 될 때까지 그런 척하라." 그런데 당시 내게는 더 많은 일이 일어났다. 오히려 "언젠가 그런 모습이 될 때까지 그런 척하라"라는 말에 더 가까웠다. 어떤 걸 하는 것보다 어떤 게 되는 게 더 쉽다. 어떤 특성이 한 사람의 주된 성격 요인 중 하나가 되면 더는 싸울 일이 없다. 적어도 그 사람이 그것에 만족하면 그렇다. 그리고 나는 마라토너가 되고 싶었기에 내가 한순간 마라토너가 되었다는 사실이 멋졌다.

　　　　확신컨대 "언제나 그런 모습이 될 때까지 그런 척하라"라는 말은 달리기할 때만 효과가 있는 건 아니다. 새로운 습관들이 자리잡을 때까지 우리는 그저 충분히 자주 해주면 된다. 유감스럽게도 며칠이나 몇 주 만에 해결되지는 않는다. 다른 사람이 될 때까지는 몇 달, 몇 년씩 걸릴 때도 많다. 새로운 습관들을 우리의 뇌가 매번 바로바로 제 것으로 만들어버린다면 이 또한 끔찍할 거다. 이탈리아에서 보냈던 휴가, 그 후 드문드문 올라오는 바다 냄새, 그리고 해변 산책을 그리워하던 시간을 떠올려보자. 우리 몸에는 항상성이란 게 어느 정도 필요하다. 내일도 대부분이 오늘만큼이라는 확신. 하루 과식한다고 해서 뚱뚱해지지 않고, 하루 금식한다고 해서 날씬해지지 않는다.

　　　　몸이 어떠한 변화에도 어떻게든 강하게 맞춰가면서 똑같은 반응을 보이지 않는 건 참 좋은 거다. 우리의 성격이 어느 정도 믿을 만하고 계속해서 그렇게 유지되는 건 참 좋은 거다. 하지만 우리가 어느 정도의 노력과 인내로 늙을 때까지 계속 유연할 수 있는 것도 놀랍다. 우리는 달라질 수 있고, 어느 정도는 스스로 결정할 수 있다.

　　　　이 책이 말하는 게으른 사람들을 위한 건강법은 제시된 자극들에 대한 몸의 이 같은 적응력을 활용한다. 그러면서 의도적으로 긍정적인 변화들을 일으킬 것이다. 그렇지만 게으른 사람들을 위한 건강법은 삶의 재미도 유지해줄 것이다. 삶은 유일무이하니까. 최근 유행하게 된 최적화에 대한 망상 그 너머에서 통용되는 건 실행 가능한 것과 가치 있게 실행해야 하는 것 사이에서 조화를 찾는 일이다.

이야기가 거의 끝나가지만 우리의 여정은 이제야 비로소 시작이다. 우리가 바라는 방향으로 몸을 움직이기 위해 이제부터는 사는 내내 크고 작은 여행들이 계속될 것이다. 아주 현명하게 이를 해 나가야 할 것이며, 그 책임을 다른 사람에게 전가해서는 안 될 것이다. 우리 몸을 이끄는 선장은 우리이며, 그 안에서 함께 살아가야 하는 사람도 결국엔 우리이기 때문이다.

당신이 자신의 최대산소섭취량을 단련하고 자신의 근육을 지구력으로 잘 유지해 나가는 사람인 양 당신의 뇌에 어필해보자. 활달하게 움직이며 적극적인 삶을 살아가는 것처럼, 근육을 하나의 표창장으로 여기는 것처럼 행동해보자. 거듭 반복해서 당신이 지금 여기에서 살아가며, 생각에 푹 빠져버리는 일로부터 스스로 자유로워질 수 있는 사람인 것처럼 행동해보자. 그리고 매일매일 당신의 삶과 주변 사람들을 관대하고 친절하게 대하는 신중함을 보이자.

언젠가 당신의 뇌는 이런 당신을 믿게 될 것이다. 그리고 당신은 자기 자신을 스스로 믿게 되고, 이렇게 말할 것이다. "전혀 힘들지 않아. 이게 나니까." 우리가 함께 걸어가는 여정, 게으른 사람들을 위한 건강법이 안내하는 이 길이 당신에게 많은 즐거움을 선사해주길 바란다.

∥ 주 ∥

1   3~5MET의 적당한 강도의 활동들에 관한 출처: TU-München. Zentrum
    für Prävention und Sportmedizin: "Prävention: die richtige Dosis
    Alltagsaktivität und körperliches Training". In: *Gesundheitssport*; https://
    www.sport.mri.tum.de/de/downloads.html?file=files/content/downloads/
    Sportmedizin%20TUM_Broschuere%20Gesundheitssport.pdf (최근 검색일:
    2020년 11월 9일)

2   ibid.

3   Gebel K, Ding D, Chey T, Stamatakis E, Brown WJ, Bauman AE:
    "Effect of Moderate to Vigorous Physical Activity on All-Cause Mortality
    in Middle-aged and Older Australians". In: *JAMA Intern Med.* 2015;
    175(6):970-977. doi: 10.1001/jamainternmed.2015.0541(최근 검색일: 2020년
    11월 9일)

4   cf. Warburton DE, Bredin S: "Reflections on Physical Activity and Health:
    What Should We Recommend?" In: *Can J Cardiol.* 2016; 32(4):495-504.
    doi.org/10.1016/j.cjca.2016.01.024 (최근 검색일: 2020년 11월 9일)

5   ibid.

6   cf. Warburton DE, Charlesworth S, Ivey A, Nettlefold L, Bredin SS: "A
    systematic review of the evidence for Canada's Physical Activity Guidelines
    for Adults". In: *Int J Behav Nutr Phys Act* 2010; 7:39. doi: 10.1186/1479-
    5868-7-39 (최근 검색일: 2020년 11월 9일)

7   https://www.scinexx.de/businessnews/muskelabbau-im-alter-ist-eine-
    deutlich-unterschaetzte-gefahr (최근 검색일: 2020년 11월 10일)

8   cf. Slettaløkken G, Rønnestad BR: "High-intensity interval training every second week maintains VO2max in soccer players during off-season". In: *J Strength Cond Res.* 2014; 28(7):1946-1951. doi: 10.1519/JSC.0000000000000356 (최근 검색일: 2020년 11월 13일)

9   Klika, B., Jordan, C.: *HIGH-INTENSITY CIRCUIT TRAINING USING BODY WEIGHT: Maximum Results With Minimal Investment.* In: *ACSM's Health & Fitness Journal* (2013). doi: 10.1249/FIT.0b013e31828cb1e8 (최근 검색일: 2020년 11월 13일)

10 Killingsworth, M. A.; Gilbert, D. T.: "A wandering mind is an unhappy mind". In: *Science*, 330(6006), 932 (2010). https://doi.org/10.1126/science.1192439 (최근 검색일: 2020년 11월 14일)

11 McCormick, E. M.; Telzer, E. H.: "Contributions of default mode network stability and deactivation to adolescent task engagement". In: *Scientific Reports* 8, (18049) (2018). https://www.nature.com/articles/s41598-018-36269-4 (최근 검색일: 2020년 11월 14일)

12 https://pubmed.ncbi.nlm.nih.gov/?term=mindfulness (최근 검색일: 2020년 11월 17일)

13 cf. Schmidt, S.: "Was ist Achtsamkeit? Herkunft, Praxis und Konzeption". In: *Sucht, 60* (1), 13-19 (2014). https://doi.org/10.1024/0939-5911.a000287

14 Apfel, P.: "Alle paar Jahre erneuert sich der Körper. Der Sieben-Jahres-Mythos: Sie sind viel jünger als Sie glauben". In: FOCUS Online. https://www.focus.de/gesundheit/ratgeber/verdauung/allepaar-jahre-erneuert-sich-der-koerper-dersieben-jahres-mythos-sie-sind-viel-juenger-als-sie-glauben_id_5238290.html (최근 검색일: 2020년 11월 15일)

▌참고문헌▐

Amarasekera, A. T.; Chang, D.: "Buddhist meditation for vascular function: a narrative review". In: *Integrative Medicine Research*, *8*(4), 252–256 (2019). https://doi.org/10.1016/j.imr.2019.11.002

Arem, H.; Moore, S. C.; Patel, A. et al.: "Leisure time physical activity and mortality: A detailed pooled analysis of the dose-response relationship". In: *JAMA Internal Medicine, 175*(6), 959–967 (2015). https://doi.org/10.1001/jamainternmed.2015.0533

Bezerra, P.; Zhou, S.; Crowley, Z. et al.: "Effects of unilateral electromyostimulation superimposed on voluntary training on strength and cross-sectional area". In: *Muscle and Nerve, 40*(3), 430–437 (2009). https://doi.org/10.1002/mus.21329

Boyatzis, R. E.; Rochford, K; Jack, A. I.: "Antagonistic neural networks underlying differentiated leadership roles". In: *Frontiers in Human Neuroscience, 8*(MAR) (2014). https://doi.org/10.3389/fnhum.2014.00114

Brewer, J. A.; Worhunsky, P. D.; Gray, J. R. et al.: "Meditation experience is associated with differences in default mode network activity and connectivity". *Proceedings of the National Academy of Sciences of the United States of America, 108*(50), 20254–20259 (2011). https://doi.org/10.1073/ pnas.1112029108

Cleven, L.; Krell-Roesch, J.; Nigg, C. R. et al.: "The association between physical activity with incident obesity, coronary heart disease, diabetes and hypertension in adults: A systematic review of longitudinal studies published after 2012". In: *BMC Public Health, 20*(1), 1–15 (2020). https://doi.org/10.1186/s12889-020-08715-4

Colibazzi, T.: "Journal Watch Review of The neuroscience of mindfulness meditation". In: *Journal of the American Psychoanalytic Association, 63*(6), 1247-1248 (2015). https://doi.org/10.1177/0003065115620407

Creswell, J. D.: "Mindfulness Interventions". In: *Annual Review of Psychology, 68*(September), 491–516 (2017). https://doi.org/10.1146/annurev-psych-042716-051139

Dunn, C.; Haubenreiser, M.; Johnson, M. et al.: "Mindfulness Approaches and Weight Loss, Weight Maintenance, and Weight Regain". In: *Current Obesity Reports, 7*(1), 37–49 (2018). https://doi.org/10.1007/s13679-018-0299-6

Gebel, K.; Ding, D.; Chey, T. et al.: "Effect of moderate to vigorous physical activity on all-cause mortality in middle-aged and older Australians". In: *JAMA Internal Medicine, 175*(6), 970–977 (2015). https://doi.org/10.1001/jamainternmed.2015.0541

Graser, J.; Stangier, U.: "Compassion and Loving-Kindness Meditation: An Overview and Prospects for the Application in Clinical Samples". In: *Harvard Review of Psychiatry, 26*(4), 201–215 (2018). https://doi.org/10.1097/HRP.0000000000000192

Grossman, P.; Niemann, L.; Schmidt, S. et al.: "Mindfulness-based stress reduction and health benefits: A meta-analysis". In: *Journal of Psychosomatic Research, 57*(1), 35–43 (2004). https://doi.org/10.1016/S0022-3999(03)00573-7

Heidenreich, T.; Michalak, J.: "Achtsamkeit ('mindfulness') als Therapieprinzip in Verhaltenstherapie und Verhaltensmedizin". In: *Verhaltenstherapie, 13*(4), 264–274 (2003). https://doi.org/10.1159/000075842

Hupin, D.; Roche, F.; Gremeaux, V. et al.: "Even a low-dose of moderate-to-vigorous physical activity reduces mortality by 22% in adults aged ≥60 years: A systematic review and meta-analysis". In: *British Journal of Sports Medicine, 49*(19), 1262–1267 (2015). https://doi.org/10.1136/bjsports-2014-094306

Iwayama, K.; Kawabuchi, R.; Nabekura, Y. et al.: "Exercise before breakfast increases 24-h fat oxidation in female subjects". In: *PLoS ONE, 12*(7), 1–11

(2017). https://doi.org/10.1371/journal.pone.0180472

Jekauc, D.; Wäsche, H.; Mess, F. et al.: "Soziale Determinanten der Aufnahme und Aufrechterhaltung der Sportteilnahme im mittleren und späten Erwachsenenalter". In: *Sport und Gesellschaft, 15*(2–3), 251–282 (2019). https://doi.org/10.1515/sug-2018-0012

Kemmler, W.; Froehlich, M.; von Stengel, S. et al.: "Ganzkörper-Elektromyostimulation – Eine Richtlinie zur sicheren und effektiven Anwendung". In: *Deutsche Zeitschrift für Sportmedizin, 67*(9), 218–221 (2016). https://doi.org/10.5960/dzsm.2016.246

Keng, S. L.; Smoski, M. J.; Robins, C. J.: "Effects of mindfulness on psychological health: A review of empirical studies". In: *Clinical Psychology Review, 31*(6), 1041–1056 (2011). https://doi.org/10.1016/j.cpr.2011.04.006

Killingsworth, M. A.; Gilbert, D. T.: "A wandering mind is an unhappy mind". In: *Science, 330*(6006), 932 (2010). https://doi.org/10.1126/science.1192439

Klika, B.; Jordan, C.: "High-Intensity Circuit Training Using Body Weight: Maximum Results With Minimal Investment". In: *ACSM's Health & Fitness Journal, 17*(3), 8–13 (2013). doi: 10.1249/FIT.0b013e31828cb1e8

Kohut, S. A.; Stinson, J.; Davies-Chalmers, C. et al.: "Mindfulness-Based Interventions in Clinical Samples of Adolescents with Chronic Illness: A Systematic Review". In: *Journal of Alternative and Complementary Medicine (New York, N.Y.), 23*(8), 581–589 (2017). https://doi.org/10.1089/acm.2016.0316

Lacaille, J.; Sadikaj, G.; Nishioka, M. et al.: "Daily Mindful Responding Mediates the Effect of Meditation Practice on Stress and Mood: The Role of Practice Duration and Adherence". In: *Journal of Clinical Psychology, 74*(1), 109–122 (2018). https://doi.org/10.1002/jclp.22489

Law, Timothy D.; Clark, Leatha A.; Clark, Brian C.: "Resistance Exercise to Prevent and Manage Sarcopenia and Dynapenia". In: *Physiology & Behavior, 176*(3), 139–148 (2019). https://www.ncbi.nlm.nih.gov/pmc/articles/

PMC4849483

Lear, S. A.; Hu, W.; Rangarajan, S. et al.: "The effect of physical activity on mortality and cardiovascular disease in 130,000 people from 17 high-income, middle-income, and low-income countries: the PURE study". *The Lancet, 390*(10113), 2643–2654 (2017). https://doi.org/10.1016/S0140-6736(17)31634-3

Majeed, M. H.; Ali, A. A.; Sudak, D. M.: "Mindfulness-based interventions for chronic pain: Evidence and applications". In: *Asian Journal of Psychiatry, 32*, 79–83 (2018). https://doi.org/10.1016/j.ajp.2017.11.025

Mattar, L.; Farran, N.; Bakhour, D.: "Effect of 7-minute workout on weight and body composition". In: *Journal of Sports Medicine and Physical Fitness, 57*(10), 1299–1304 (2017). https://doi.org/10.23736/S0022-4707.16.06788-8

Mcrae, G.; Payne, A.; Zelt, J. G. E. et al.: "Extremely low volume, whole-body aerobic- resistance training improves aerobic fitness and muscular endurance in females". In: *Applied Physiology, Nutrition and Metabolism, 37*(6), 1124–1131 (2012). https://doi.org/10.1139/H2012-093

Mooneyham, B. W.; Mrazek, M. D.; Mrazek, A. J. et al.: "Signal or noise: Brain network interactions underlying the experience and training of mindfulness". In: *Annals of the New York Academy of Sciences, 1369*(1), 240–256 (2016). https://doi.org/10.1111/nyas.13044

Moore, S. C.; Patel, A. V.; Matthews, C. E. et al.: "Leisure Time Physical Activity of Moderate to Vigorous Intensity and Mortality: A Large Pooled Cohort Analysis". In: *PLoS Medicine, 9*(11) (2012). https://doi.org/10.1371/journal.pmed.1001335

Ong, J. C.; Manber, R.; Segal, Z. et al.: "A randomized controlled trial of mindfulness meditation for chronic insomnia". In: *Sleep, 37*(9), 1553–1563 (2014). https://doi.org/10.5665/sleep.4010

Ooi, S. L.; Giovino, M.; Pak, S. C.: "Transcendental meditation for lowering blood pressure: An overview of systematic reviews and meta-analyses". In: *Complementary Therapies in Medicine, 34*(July), 26–34 (2017). https://doi.org/10.1016/j.ctim.2017.07.008

Pano-Rodriguez, A.; Beltran-Garrido, J. V.; Hernández-González, V. et al.: "Effects of whole-body ELECTROMYOSTIMULATION on health and performance: A systematic review". In: *BMC Complementary and Alternative Medicine, 19*(1), 1–14 (2019). https://doi.org/10.1186/s12906-019-2485-9

Perazzo, J: "Meditation: A Strategy with Promise in Chronic Disease". In: *Journal of Cardiovascular Nursing, 33*(2), 135–136 (2018). https://doi.org/10.1097/JCN.0000000000000434

Piercy, K. L.; Troiano, R. P.; Ballard, R. M. et al.: "The physical activity guidelines for Americans". In: *JAMA – Journal of the American Medical Association, 320*(19), 2020–2028 (2018). https://doi.org/10.1001/jama.2018.14854

Pilgrim, K.; Bohnet-Joschko, S.: "Selling health and happiness how influencers communicate on Instagram about dieting and exercise: Mixed methods research". In: *BMC Public Health, 19*(1), 1–9 (2019). https://doi.org/10.1186/s12889-019-7387-8

Raichle, M. E.: "Hirnforschung. Im Kopf herrscht niemals Ruhe. Was Neurophysiologen bisher übersehen haben". In: *Spektrum der Wissenschaft.* S. 60–66 (2010).

Raichle, M. E.; MacLeod, A. M.; Snyder, A. Z. et al.: "A default mode of brain function". In: *Proceedings of the National Academy of Sciences of the United States of America, 98*(2), 676–682 (2001). https://doi.org/10.1073/pnas.98.2.676

Ramita, Bonadonna: "Meditation's impact on chronic illness". In: *Holistic Nursing Practice, 17*(6), 309–319 (2003). https://journals.lww.com/hnpjournal/Abstract/2003/11000/Meditation_s_Impact_on_Chronic_Illness.6.aspx

Reiner, M.; Niermann, C.; Jekauc, D. et al.: "Long-term health benefits of physical activity – A systematic review of longitudinal studies". In: *BMC Public Health,*

13(1), 1–9 (2013). https://doi.org/10.1186/1471-2458-13-813

Schmidt, S.: "Was ist Achtsamkeit? Herkunft, Praxis und Konzeption". In: *Sucht, 60*(1), 13–19 (2014). https://doi.org/10.1024/0939-5911.a000287

Schmidt, S. C. E.; Tittlbach, S.; Bos, K. et al.: "Different Types of Physical Activity and Fitness and Health in Adults: An 18-Year Longitudinal Study". In: *BioMed Research International, 2017* (2017). https://doi.org/10.1155/2017/1785217

Schnaubelt, S.; Hammer, A.; Koller, L. et al.: "Meditation and Cardiovascular Health: What is the Link?". In: *European Cardiology Review, 14*(3), 161–164 (2019). https://doi.org/10.15420/ecr.2019.21.2

Segar, M. L.; Guérin, E.; Phillips, E. et al.: "From a Vital Sign to Vitality: Selling Exercise So Patients Want to Buy It". In: *Current Sports Medicine Reports, 15*(4), 276–281 (2016). https://doi.org/10.1249/JSR.0000000000000284

Simkin, D. R.; Black, N. B.: "Meditation and mindfulness in clinical practice". *Child and Adolescent Psychiatric Clinics of North America, 23*(3), 487–534 (2014). https://doi.org/10.1016/j.chc.2014.03.002

Slettalokken, Gunnar; Ronnestad, Bent R.: "High-intensity interval training every second week maintains VO2max in soccer players during off-season". In: *J Strength Cond Res. 28*(7):1946–51 (2014). https://doi: 10.1519/JSC.0000000000000356

Smirmaul, B. P. C.; Bertucci, D. R.; Teixeira, I. P.: "Is the VO2max that we measure really maximal?". In: *Frontiers in Physiology, 4 AUG*(August), 1–5 (2013). https://doi.org/10.3389/fphys.2013.00203

Strasser, B.; Burtscher, M.: "Survival of the fittest: VO2max, a key predictor of longevity?". In: *Frontiers in Bioscience – Landmark, 23*(8), 1505–1516 (2018). https://doi.org/10.2741/4657

Strauss, G. R.: "The Effect of Different Electro-Motor Stimulation Training Intensities on Strength Improvement". In: *Australian Journal of Physiotherapy,*

34(3), 151–164 (1988). https://doi.org/10.1016/S0004-9514(14)60607-3

Tang, Y. Y.; Hölzel, B. K.; Posner, M. I.: "The neuroscience of mindfulness meditation". In: *Nature Reviews Neuroscience, 16*(4), 213–225 (2015). https://doi.org/10.1038/nrn3916

Tang, Y. Y.; Leve, L. D.: "A translational neuroscience perspective on mindfulness meditation as a prevention strategy". In: *Translational Behavioral Medicine, 6*(1), 63–72 (2016). https://doi.org/10.1007/s13142-015-0360-x

Tittlbach, S.; Bös, K.; Woll, A. et al.: "Nutzen von sportlicher Aktivität im Erwachsenenalter. Eine Längsschnittstudie über 10 Jahre". In: *Bundesgesundheitsblatt – Gesundheitsforschung – Gesundheitsschutz, 48*(8), 891–898 (2005). https://doi.org/10.1007/s00103-005-1106-6

Tittlbach, S. A.; Jekauc, D.; Schmidt, S. C. E. et al.: "The relationship between physical activity, fitness, physical complaints and BMI in German adults– results of a longitudinal study". In: *European Journal of Sport Science, 17*(8), 1090–1099 (2017). https://doi.org/10.1080/17461391.2017.1347963

Van der Velden, A. M.; Roepstorff, A.: "Neural mechanisms of mindfulness meditation: Bridging clinical and neuroscience investigations". In: *Nature Reviews Neuroscience, 16*(7), 439 (2015). https://doi.org/10.1038/nrn3916-c1

Warburton, D.; Charlesworth, S.; Ivey, A. et al.: "A systematic review of the evidence for Canada's Physical Activity Guidelines for Adults". In: *International Journal of Behavioral Nutrition and Physical Activity, 7*(1), 1–220 (2016). https://doi.org/10.14288/1.0223098

Warburton, D. E. R.; Bredin, S. S. D.: "Health benefits of physical activity: A systematic review of current systematic reviews". In: *Current Opinion in Cardiology, 32*(5), 541–556 (2017). https://doi.org/10.1097/HCO.0000000000000437

Warburton, D. E. R.; Bredin, S. S. D.: "Reflections on Physical Activity and Health: What Should We Recommend?". In: *Canadian Journal of Cardiology,*

32(4), 495–504 (2016). https://doi.org/10.1016/j.cjca.2016.01.024

Wasfy, M. M.; Baggish, A. L.: "Exercise Dose in Clinical Practice". In: *Circulation, 133*(23), 2297–2313 (2016). https://doi.org/10.1161/CIRCULATIONAHA.116.018093

Wheeler, M. S.; Arnkoff, D. B.; Glass, C. R.: "What is being studied as mindfulness meditation?". In: *Nature Reviews Neuroscience, 17*(1), 59 (2016). https://doi.org/10.1038/nrn.2015.6

Wisloff, U.; Nilsen, T. I. L.; Droyvold et al.: "A single weekly bout of exercise may reduce cardiovascular mortality: How little pain for cardiac gain? 'The HUNT study, Norwaya'". In: *European Journal of Preventive Cardiology, 13*(5), 798–804 (2006). https://doi.org/10.1097/01.hjr.0000216548.84560.ac

Zeidan, F.; Emerson, N. M.; Farris, S. R. et al.: "Mindfulness meditation-based pain relief employs different neural mechanisms than placebo and sham mindfulness meditation-induced analgesia". In: *Journal of Neuroscience, 35*(46), 15307–15325 (2015). https://doi.org/10.1523/JNEUROSCI.2542-15.2015

[상기 언급된 모든 홈페이지에 대한 최근 검색일: 2020년 11월 18일]

평생 써먹는 기적의 운동 **20**

1판 1쇄 인쇄	2023년 5월 10일
1판 3쇄 발행	2024년 1월 15일

지은이	카르스텐 레쿠타트
옮긴이	이은미

펴낸이	김봉기
출판총괄	임형준
편집	안진숙, 김민정
교정교열	김민정
디자인	호우인
마케팅	김보희, 선민영, 조혜연

펴낸곳	FIKA[피카]
주소	서울시 서초구 서초대로 77길 55, 9층
전화	02-3476-6656
팩스	02-6203-0551
홈페이지	https://fikabook.io
이메일	book@fikabook.io
등록	2018년 7월 6일(제2018-000216호)

ISBN	979-11-90299-89-3

피카 출판사는 독자 여러분의 아이디어와 원고 투고를 기다리고 있습니다.
책으로 펴내고 싶은 아이디어나 원고가 있으신 분은 이메일 book@fikabook.io로 보내주세요.